Klostermedizin

Birgit Frohn

Klostermedizin

KOMET

Lizenzausgabe für KOMET Verlag GmbH, Köln
www.komet-verlag.de
Umschlagmotiv: FoodPhotogr. Eising/StockFood
Gesamtherstellung: KOMET Verlag GmbH, Köln
ISBN 978-3-89836-600-7

Der besondere Dank der Autorin gilt Frau Dr. Dorle Gribl,
Kunsthistorikerin in München, für ihre fachliche und ideelle
Unterstützung bei der Entstehung dieses Buches.

Inhalt

Vorwort

Zwischen den Deckeln klösterlicher Schriften schlummern Schätze natur- und heilkundlichen Wissens. Was sich im vermeintlich »finsteren Zeitalter« hinter ehrwürdigen Klostermauern ansammelte, legte das Fundament für die wissenschaftliche Entwicklung der folgenden Jahrhunderte. Das Vermächtnis der Klosterärzte ist deshalb nicht nur historisch interessant, sondern kann auch unser heutiges medizinisches Wissen bereichern.

Denn Medizin ist eine Wissenschaft, die auf Erfahrung beruht. Heilmittel und Therapien, die sich bewährten, wurden immer wieder angewendet – auf den empirischen Erkenntnissen der Antike gründet die Klostermedizin. Zweifelsohne dürfen deren Inhalte nicht vorbehaltlos übernommen werden. Sie stammen aus einer Epoche, in der andere Denkweisen gültig waren, was bei der Lektüre dieses Buches Berücksichtigung finden sollte.

Empirie hat jedoch kein Verfallsdatum. Angesichts unseres Fortschritts können wir keinen Alleinanspruch auf Wissenschaftlichkeit erheben und die Bestrebungen nach Erkenntnisgewinn vergangener Zeiten ignorieren. Zumal auch das, was wir heute als gesicherte Tatsache annehmen, von künftigen Generationen als Irrtum erkannt werden könnte.

Die Spurensuche in den Offizinen der Klosterapotheken steht noch am Anfang. Doch schon jetzt zeichnet sich ab, dass vieles aus dem klosterärztlichen Behandlungskanon nach heutigen Wissenschaftskriterien erklärt werden und so manche unserer Kenntnisse in ein neues Licht rücken kann.

Auf Benedikts Spuren

Ein Kloster ohne Bibliothek ist wie eine Burg ohne Waffenkammer.
Anonym

Mit dem Zerfall des Imperium Romanum und in den darauf folgenden Jahrhunderten des kulturellen Stillstands drohten die immensen Kenntnisse der Antike für immer verloren zu gehen. Das aus den Trümmern des untergegangenen Weltreiches erstehende europäische Mönchtum trug entscheidend dazu bei, dies zu verhindern. Denn die Klöster sammelten und bewahrten alles noch Vorhandene aus der kulturellen Blüte vor und um die Zeitenwende: In den Skriptorien wurde kopiert, abgelegt und geordnet, was an Schriftwerk der antiken Gelehrten erhalten war. Klöster wurden zu Hochburgen universaler Gelehrsamkeit, welche die antiken Überlieferungen bewahrten und so die kulturelle Brücke von der Antike in die Neuzeit schlugen.

Es ist das Verdienst der Klöster, dass die medizinische Wissenschaft im Mittelalter nicht unterging, sondern lebendig blieb und die Grundlage für die Heilkunde der folgenden Jahrhunderte schuf: Die Klostermedizin und ihr reicher Schatz an empirischen medizinischen Kenntnissen, angesammelt durch tägliche Praxis, bereitete unserer heutigen Medizin den Weg.

Nicht nur auf dem Gebiet der Heilkunde, auch in anderen Bereichen wie unter anderem Philosophie, Musik, Kunst, Architektur und Landwirtschaft, waren die Klöster in ihrem jahrhundertelangem Wirken konservativ und innovativ zugleich: eine beständige »creatio continua«, eine Fortführung der Schöpfung durch menschliche Hände. Zeugnisse dieser »creatio«, ohne die unsere Kultur eine andere wäre, finden sich unzählige. In der Ästhetik klösterlicher Bauwerke wie in der monastischen Handwerkskunst sowie in den Erzeugnissen aus den klösterlichen Küchen und Kellereien.

Ora et labora – bete und arbeite

Dass dieses Kapitel den Spuren Benedikts von Nursia folgt, hat seine guten Gründe. Denn die vom Patriarchen des abendländischen Mönchtums verfasste Ordensregel gab der Klostermedizin die entscheidenden Impulse. Ihre Maximen »ora et labora« und die von Benedikt zum wichtigsten »Werkzeug der geistlichen Kunst« ernannte Nächstenliebe wurden zur Triebkraft klösterlichen Handelns und Heilens. Die Gründung des Benediktinerordens im Jahr 529 und die Niederlegung der *Regula Benedicti* markieren den Beginn dieser Epoche in der Geschichte der Medizin.

Dem zweiten Buch der *Dialoge* von Papst Gregor I. dem Großen (540–604) sind einige Episoden entnommen, die nachfolgend Benedikts Leben in kurzen Zügen illustrieren sollen.

Gründerzeit auf dem Montecassino

Benedikt von Nursia kam um das Jahr 480 als Spross einer wohlhabenden Patrizierfamilie im umbrischen Norcia – ehedem Nursia genannt – nahe Spoleto zur Welt. Nach Abschluss der ersten Ausbildung in seiner Heimat ging er nach Rom, um sich dort dem Studium der Juristerei zu widmen. Die in der Hauptstadt des einstigen Weltreiches herrschenden »freizügigen Sitten« sollen Benedikt – seinem Biographen zufolge – jedoch bald dazu veranlasst haben, sich im nahe Rom gelegenen Affile einer Gemeinschaft von Asketen anzuschließen. Benedikt reduzierte seine weltliche Existenz nach und nach auf ein Minimum, bis er schließlich auch das Letzte aufgab, was ihm noch geblieben war: sozialer Kontakt. In einer in den einsamen Bergen von Subiaco gelegenen Höhle lebte er fortan als Eremit, zurückgezogen und getreu seinem Leitspruch »soli deo placere cupiens« – ich wünsche nur Gott zu gefallen.

Darüber, was den Mann aus Nursia dazu bewogen haben könnte, sein Einsiedlerleben aufzugeben, lässt Gregor die Nachwelt im Unklaren. Nach Jahren der Einsamkeit suchte Benedikt jedoch wieder Gemeinschaft mit Gleichgesinnten. Seine Bemühungen, eine Mönchskolonie zu gründen, schlugen zunächst wiederholt fehl und so wandte er sich im Jahr 529 mit einer kleinen Anhängerschaft gen

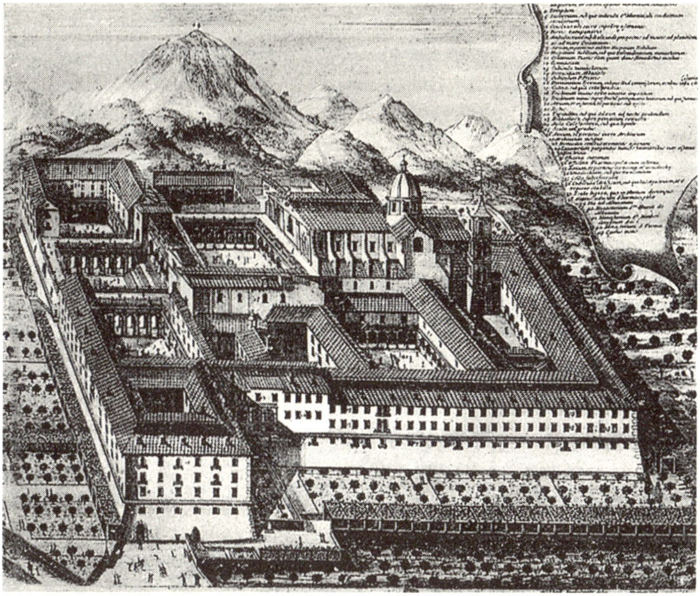

Das Kloster Montecassino (nach einem Stich aus dem 18. Jahrhundert)

Süden, in die Campania. Auf dem zwischen Rom und Neapel gelegenen Montecassino beendete Benedikt schließlich seine lange Wanderschaft und gründete sein Kloster – die Geburtsstunde des westlichen Mönchtums und zugleich der Klostermedizin. Es mag bloße Fügung des Zufalls oder auch Reminiszenz an die Vergangenheit gewesen sein, dass Benedikt sein Kloster auf den Überresten eines Tempels aus der römischen Antike gründete. Doch auch die Klostermedizin ruht auf antikem Fundament – eine bemerkenswerte Analogie.

Die Anfänge des Benediktinerordens waren angesichts der geringen Mittel noch höchst bescheiden. Deshalb nutzte Benedikt, bei aller Spiritualität praktisch veranlagt, die bereits bestehenden Baulichkeiten und funktionierte den einstigen Tempel kurzerhand in einen Gebetssaal um. Die umliegenden Gebäude dienten als Unterkünfte für die Mönche sowie als Arbeitsstätten für handwerkliche Tätigkeiten.

Charisma des Mönchsvaters aus Nursia wie auch Lebensweise und Organisation der kleinen Mönchsgemeinde auf dem Montecassino brachten es mit sich, dass der benediktinische Stammorden bald großen Zulauf erhielt. Die Bruderschaft wuchs rasch zu beachtlicher Größe heran. Um diese zu koordinieren und zusammenzuhalten, entwarf Benedikt nach älteren Vorbildern und eigenen Erfahrungen eine Hausordnung, die den klösterlichen Alltag in all seinen Einzelheiten strukturierte: die *Regula Benedicti*, die ihren Verfasser unvergessen machen sollte. Nicht nur als Begründer des abendländischen Mönchtums, sondern einem päpstlichem Edikt zufolge, welches Benedikt am 24. Oktober 1964 zum Schutzpatron Europas erklärte, auch als »Botschafter des Friedens und Lehrmeister der Zivilisation«.

Am 21. März 547 starb Benedikt – der Legende nach mit zum Himmel erhobenen Armen auf dem Gipfel des Montecassino. Hierher hatte er sich bringen lassen, als er spürte, dass sich sein Leben dem Ende zuneigte.

Nach dem Tod Benedikts brachen wechselvolle Zeiten für die Abtei an und sie erlebte sowohl Ruhm wie Niederlagen. Bereits im Jahre 577 zerstörten die Langobarden das Kloster fast vollständig. Erst zu Beginn des 8. Jahrhunderts wurde es im Auftrag von Papst Gregor II. durch Petronace, einen Baumeister aus Brescia, wieder aufgebaut. Dann begann für das Kloster eine glanzvolle Epoche: Zahlreiche bekannte Persönlichkeiten statteten Montecassino ihren Besuch ab. Im Jahre 787 war schießlich auch Karl der Große (747–814), damals noch König der Franken und Langobarden, zu Gast bei den Benediktinern. Er versah das Kloster mit weitreichenden Privilegien, die ihm zu höchster kultureller Blüte verhalfen. Allerdings sollte diese nicht allzu lange währen, denn 883 drangen Sarazenen in die Abtei ein, plünderten sie und steckten sie in Brand. Erst Mitte des 10. Jahrhunderts nahm das Klosterleben auf dem Montecassino wieder seinen geregelten Lauf, bis 1349 ein Erdbeben die klösterlichen Mauern ein drittes Mal zum Wanken brachte. Doch, »succisa virescit« – die Gefällte steht wieder auf: Montecassino wird nicht umsonst und schon damals mit einer uralten Eiche verglichen, um die der Sturmwind tost und die immer wieder zu Kräften kommt. Nach dem Wiederaufbau thronte das Kloster stattlicher und größer als jemals zuvor auf seinem Berg.

Erst ein Bombenangriff der Alliierten am 15. Februar 1944 schaffte binnen drei Stunden, was in den Jahrhunderten zuvor nie gelungen war: die Abtei komplett und endgültig dem Erdboden gleichzumachen. Was den Besucher heute erwartet, ist der aus der Asche des 2. Weltkriegs erstandene Phönix, nach den ursprünglichen Plänen binnen zehn Jahren wieder erbaut: Montecassino, »wo es einst stand und wie es einst war«.

Codex des abendländischen Klerus

Benedikts Regel berücksichtigt alle Bereiche klösterlichen Lebens, dem Ideal einer Synthese zwischen »vita contemplativa« und »vita activa« folgend – zusammengefasst in der simplen Formel »bete und arbeite«. Mit ihren Bestimmungen, geprägt durch maßvolle Ausgewogenheit und sehr lebensnah, begann eine neue Ära des abendländischen Mönchtums.

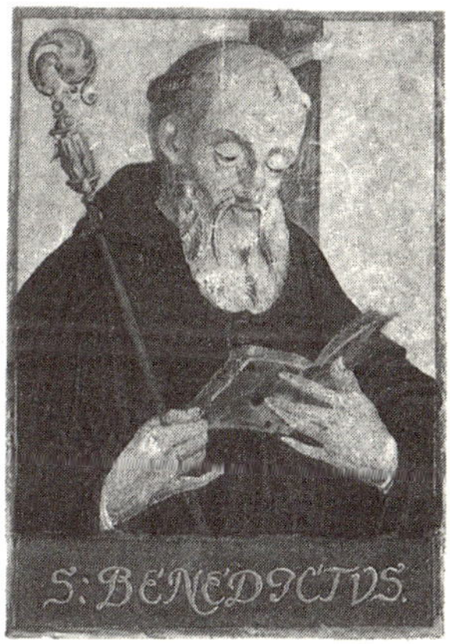

Benedikt von Nursia (Darstellung aus dem 17. Jahrhundert)

Trotz aller Weltoffenheit bilden Demut und Gehorsam die zentralen Inhalte des Klosterlebens, auf die sich die Mönche in ihren Gelübden verpflichten müssen. Denn, so Benedikt, »Erhöhung auf Erden« – symbolhaft in dem Bild einer Leiter mit zwölf Sprossen dargestellt – ist einzig durch Demut zu erlangen. Lässt sich ein Mensch von Hochmut und Eigennutz leiten, steigt er auf der Leiter hinab, Barmherzigkeit und Nächstenliebe hingegen heben ihn empor.

Die genaue Beachtung dessen, was Benedikt auf dem Montecassino festgelegt hatte, wurde 743 auf königliches Geheiß für alle Klöster des karolingischen Hoheitsgebietes für verbindlich erklärt. Diese Bestimmung war nicht frei von politischem Kalkül: Die Karolinger sahen in den Benediktinern und ihrer Ordensregel eine willkommene Gelegenheit, dem Reich eine einheitliche Struktur, »una consuetudo«, zu verleihen. Wie der weitere Verlauf der europäischen Geschichte zeigt, ist ihnen dies bestens gelungen. Auch nach Karl dem Großen blieb Benedikts Regel über die Jahrhunderte hinweg bis heute tonangebend – nicht nur für den von ihm begründeten Orden, sondern für den gesamten abendländischen Klerus. Die *Regula* ist allerdings weit mehr als nur eine klösterliche Hausordnung. Vielmehr hat sie als »Grundbuch mittelalterlicher Lebensordnung mit seinem rhythmisch reglementierten wie geistig durchstimmten Tagesablauf das Abendland gebildet«, wie es ein Historiker einmal formuliert hat.

Cura: Sorge für die Kranken und Schwachen

Ich bin nackt gewesen, und ihr habt mich bekleidet. Ich bin krank gewesen, und ihr habt mich besucht. Ich bin gefangen gewesen, und ihr seid zu mir gekommen.
Matthäus 25, Vers 36

»Cura animae«, Sorge für die Seele und ebenso »Cura corporis«, Sorge für den Körper, waren Dreh- und Angelpunkte klösterlichen Denkens und Lebens. Entsprechende Bedeutung maß ihnen die Klostermedizin zu: Die Sorge für die Kranken sollte über allem anderen stehen. So hatte es Benedikt im 36. Kapitel über »Die kranken Brüder« verfügt. Angesichts des Themas dieses Buches sei diese Passage, zumal sie auch Aspekte klösterlicher Heilkunde umfasst, wörtlich wiedergegeben:

»Die Sorge für die Kranken muss vor und über allem stehen: man soll ihnen so dienen, als wären sie wirklich Christus; hat er doch gesagt: Ich war krank, und ihr habt mich besucht, und: Was ihr einem dieser Geringsten getan habt, das habt ihr mir getan. Aber auch die Kranken mögen bedenken, dass man ihnen dient, um Gott zu ehren; sie sollen ihre Brüder, die ihnen dienen, nicht durch übertriebene Ansprüche traurig machen. Doch auch solche Kranke müssen in Geduld ertragen werden; denn durch sie erlangt man größeren Lohn. Daher sei es eine Hauptsorge des Abtes, dass sie unter keiner Vernachlässigung zu leiden haben. Die kranken Brüder sollen einen eigenen Raum haben und einen eigenen Pfleger, der Gott fürchtet und ihnen sorgfältig und eifrig dient. Man biete den Kranken, sooft es ihnen gut tut, ein Bad an; den Gesunden jedoch und vor allem den Jüngeren erlaube man es nicht so schnell. Die ganz schwachen Kranken dürfen außerdem zur Wiederherstellung ihrer Gesundheit Fleisch essen. Doch sobald es ihnen besser geht, sollen sie alle nach allgemeinem Brauch auf Fleisch verzichten. Der Abt sehe es als eine Hauptsorge an, dass die Kranken weder vom Cellerar noch von den Pflegern vernachlässigt werden. Auf ihn fällt zurück, was immer die Jünger verschulden.«

Die Sorge für Schwache und Kranke umfasste, typisch für die *Regula*, alle Belange des Alltags. Im Kapitel 48, »Die Ordnung für Handarbeit und Lesung«, steht zu lesen: »Kranken oder empfindlichen Brüdern werde eine passende Beschäftigung oder ein geeignetes Handwerk zugewiesen; sie sollen nicht müßig sein, aber auch nicht durch allzu große Last der Arbeit erdrückt oder sogar fortgetrieben werden. Der Abt muss auf ihre Schwäche Rücksicht nehmen.«

Klösterliche Fürsorge galt zu keiner Zeit nur Angehörigen des eigenen Ordens, sondern jedem Menschen: »Vor allem bei der Aufnahme von Armen und Fremden zeige man Eifer und Sorge, denn besonders in ihnen wird Christus aufgenommen.« (53. Kapitel, »Von der Aufnahme der Gäste«, Vers 15). Die Klöster boten stets allen Notleidenen Zuflucht und Hilfe – Armen und Kranken ebenso wie Witwen und Waisen, Obdachlosen und Pilgern. Umfassende Sozialfürsorge also, zu deren Ausübung eigene Gebäude innerhalb des Klosterkomplexes errichtet wurden: die Hospitäler, in denen die von Benedikt geforderte Nächstenliebe und Mildtätigkeit auch nach außen geübt wurde.

Hochburgen des Gelehrtentums

Die abendländische Klosterkultur war von Beginn an auch und vor allem Wissenschaftskultur. Die klösterlichen Bibliotheken und Skriptorien beherbergten auf Pergament und Papyrus gebannte kulturelle Juwelen. Unter anderem, um nur ein Beispiel zu nennen, die *Carmina Burana*, eine im 12. Jahrhundert – Historikern zufolge wohl im

Augustinerchorherrenstift Neustift bei Brixen, Südtirol – niedergelegte Sammlung von 318 lateinischen Liedern. Ihren auf das Kloster Benediktbeuern hinweisenden Namen erhielt die Liedersammlung von ihrem ersten Herausgeber, der sie in der Bibliothek des südbayerischen Benediktinerklosters wieder entdeckte. Weithin populär wurden die *Carmina Burana* durch die Vertonung von Carl Orff.

Wissen wurde nicht nur gesammelt und neu aufbereitet, sondern auch weitergegeben: Die Stätten des Gebets und der Gottesfurcht beherbergten zugleich die ersten Elementarschulen Europas. Die Mönche und Nonnen, die an diesen Schulen lehrten, übermittelten den kommenden Generationen in Wort und Bild das Erbe der Antike. Klösterliches Gelehrtentum und klösterliche Ausbildung leistete auch zahlreichen in die Neuzeit weisenden Entwicklungen Vorschub und damit einen enormen Beitrag zur Entwicklung der modernen Wissenschaft.

Die Urväter der Klostermedizin

Die Sorge für die Kranken soll einem Mann von klugem und frommem Lebenswandel übertragen werden, der für sie sorgt und mit großem Eifer herbeischaffen kann, was wegen ihrer Krankheit nötig ist.
Isidor, Bischof von Sevilla, um 570 – 636

Benedikts Codex für das klösterliche Leben barg die geistliche Motivation klösterlicher Heilkunde in sich. Der wissenschaftliche Impuls hingegen kam von zwei herausragenden Kapazitäten mittelalterlichen Gelehrtentums: dem römischen Politiker und Schriftsteller Cassiodor (Flavius Magnus Aurelius Cassiodorus, um 490 – 583) und Isidor, seines Zeichens Bischof von Sevilla (um 570 – 636).

Isidor, als »Enzyklopädist des Mittelalters« in die Geschichte eingegangen, weckte mit seinen *Etymologien* die wissenschaftliche Neugier und mit dem vierten Buch des Monumentalwerks *De medicina* besonders das medizinische Interesse der Ordensleute.

Noch bedeutsamer für die Klostermedizin war jedoch Cassiodor. Er zog sich um 550 aus dem Staatsdienst zurück und gründete in seiner süditalienischen Heimat das Kloster Vivarium, eine Art Mönchsakademie, in der die »Artes liberales«, die freien Künste, einschließlich der Medizin gelehrt wurden. In seinen *Institutiones*, einer Art Lehrplan, beauftragte Cassiodor die Schüler ausdrücklich mit dem Studium des antiken Wissensgutes. Seine Weisungen an »die mit der Krankenpflege beauftragten Mönche« beinhalten auf wenigen Zeilen Wesen und zentrale Aufgaben der Klostermedizin:

»Aber auch Euch hervorragende Brüder spreche ich an, die ihr die Gesundheit des menschlichen Körpers mit eifriger Wissbegierde behandelt. Von jenem werdet ihr den Lohn empfangen, von welchem für Irdisches das Ewige erworben werden kann. Lernet deshalb die Wirkkräfte der Heilkräuter und die Mischungen der Spezereien mit sorgfältiger Überlegung anzuwenden. Aber setzt die Hoffnung nicht in die Kräuter und die Rettung nicht in menschliche Ratschläge; denn obwohl es heißt, dass die Medizin von Gott begründet worden sei, wird doch jener heilen, der das Leben ohne Ende gewährt. Wenn euch die Sprache der griechischen Schriften nicht bekannt sein sollte, so benutzt vor allem das Kräuterbuch des Dioskurides, der mit bewundernswerter Charakterisierung die Heilkräuter erörtert und darstellt. Hernach leset die in lateinischer Sprache übersetzten Hippokrates und Galenos, nämlich die Therapeutik des Galenos an den Philosophen Glaukon. Schließlich den Traktat des Caelius Aurelius über die Medizin, jenen des Hippokrates über die Kräuter und deren Anwendung, aber auch verschiedene andere Kompendien über die Heilkunst, die ich euch mit Gottes Hilfe zuinnerst in unserer Bibliothek hinterlassen habe.«

In diesen Sätzen wird deutlich, worin sich Benedikt und Cassiodor unterscheiden: Benedikt fokussiert den geistlichen Aspekt, die Nächstenliebe, und stellt die Pflege der Kranken in den Mittelpunkt. Cassiodor hingegen widmet sich dem praktischen Werkzeug der Krankenfürsorge, indem er ausdrücklich das Studium der Medizin empfiehlt. Beide Ansätze, der ideelle Benedikts wie der rationale Cassiodors, waren jeder für sich essenziell für die Klostermedizin – hier verschmelzen sie zu einer perfekten Symbiose.

Kaiser Karl der Große war es schließlich, der die Klöster im Zuge seiner umfassenden Reformen endgültig zu Zentren der medizinischen Bildung machte: Er befahl, dass der Lehrstoff der Mönchsakademie von Cassiodor an allen Kloster- und Kathedralschulen gelehrt wird. So bekam die Medizin, die »Physica«, von höchster Stelle ihren festen Platz im Lehrplan der »Artes liberales«, der sieben freien Künste, zugewiesen.

Auf dem Fundament, das die genannten Autoritäten gelegt hatten, konnte sich die Klostermedizin zur eigenständigen Disziplin entwickeln.

Konservatoren antiken Wissens

O glücklichster Leser, wasche deine Hände und fasse so das Buch an, drehe die Blätter sanft, halte die Finger weit ab von den Buchstaben. Der, der nicht weiß zu schreiben, glaubt nicht, dass dies eine Arbeit sei. O wie schwer ist das Schreiben: es trübt die Augen, quetscht die Nieren und bringt zugleich allen Gliedern Qual. Drei Finger schreiben, der ganze Körper leidet.

Aus der Notiz eines Schreibers, 8. Jahrhundert

Ehe Gutenberg auf den Gedanken des Buchdrucks mit beweglichen Lettern kam, gab es zur Vervielfältigung von Texten abgesehen von Holzschnittblättchen nur einen Weg: Kopieren von Hand, Wort für Wort, Buchstabe für Buchstabe. Ohne all die zahllosen fleißigen Schreiber, die unermüdlich die alten medizinischen Schriften kopierten, wäre unerdenklich wertvolles Wissen der Antike für immer verloren gegangen. Ebenso wäre der Nachwelt auch einiges an ästethischem und literarischem Genuss entgangen. Was in den klösterlichen Schreibstuben entstanden ist, versetzt angesichts seiner hohen künstlerischen Qualität und geistigen Schönheit in Staunen. Umso mehr, als das Schreiben eine mühevolle, oftmals Jahre währende Schwerstarbeit für Geist und Körper war, und zudem noch anspruchsvoll. Denn neben der reinen Abschrift waren auch Fremdsprachenkenntnisse sowie die Fähigkeit zur Interpretation gefragt. Einziger Lohn für all die Mühen war das Bewusstsein, seinem Orden gedient zu haben. Schließlich war, wie bei allen anderen klösterlichen Tätigkeiten, nach dem Willen Benedikts auch im Skriptorium Bescheidenheit und Demut oberstes Gebot. Der Grund, weshalb wir heute keine Kenntnis über die jeweiligen Autoren der klösterlichen Medizinschriften haben: Sie haben sich selbst nicht namentlich genannt, sondern traten hinter die Orden zurück, denen sie angehörten.

In den klösterlichen Schreibstuben gab es unterschiedliche Aufgaben zu bewerkstelligen. Die Schreiber waren für das Kopieren der Fließtexte zuständig, die Miniatoren fertigten die kunstvollen Initialen der Schriften an und die Rubrikatoren sorgten für die meist in leuchtend rot gehaltenen Überschriften und einleitenden Bemerkungen.

Die Wurzeln der Klostermedizin

Die wichtigsten Quellen, aus denen sich das klösterliche Heilwissen speiste, wurden bereits erwähnt. Jene Werke, die Cassiodor den Studenten seiner Mönchsakademie ans Herz legte: *De materia medica* von Dioskurides sowie die Schriften von Hippokrates und Galen.

Der Grieche Pedanios Dioskurides (1. Jh. n. Chr.) führte in seiner fünf Bände umfassenden *De materia medica* alle dazumal bekannten und angewendeten Heilmittel, sowohl pflanzlichen, tierischen wie mineralischen Ursprungs, auf. Das war ein absolutes Novum, nicht zuletzt auch angesichts der Genauigkeit, die der aus dem kleinasiatischen Anazarbos stammende Arzt der Beschreibung der Arzneien zukommen ließ. Allein über 800 Arzneipflanzen beschrieb er detailliert hinsichtlich Aussehen, Wirkungen und Indikationen – Grundlage der Pharmakologie für die folgenden 1500 Jahre.

Ein weiterer bedeutender Repräsentant antiker Heilmittelkenntnis war Gaius Plinius Secundus, Plinius der Ältere (23–79), von seiner Profession her Feldherr, Flottenchef und Politiker. Seine eigentliche Passion galt jedoch der Naturwissenschaft. Was er aus dem Studium hunderter von Schriften antiker Autoren zusammengetragen hatte, legte er in seinem 37-bändigen Monumentalwerk *Naturalis historia* nieder. Angesichts der vielen Übereinstimmungen in den Werken von Plinius und Dioskurides liegt die Vermutung nahe, die beiden hätten jeweils aus dem Wissensschatz des anderen geschöpft. Weit gefehlt, nicht beim Zeitgenossen haben sich die Herren bedient, sondern schlichtweg die gleichen Quellen angezapft: die Werke des Empedokles von Agrigent (482–435 v. Chr.) und des Diokles von Karystos (um 300 v. Chr.).

Der jedoch wichtigste Wegbereiter der Medizin, nicht nur der klösterlichen, war ein Arzt aus dem kleinasiatischen Pergamon: Claudius Galenos (129–199), genannt Galen. Er prägte die abendländische Medizin von der Antike bis in die Neuzeit hinein so nachhaltig wie kein anderer – seine Lehren beherrschten über ein ganzes Jahrtausend hinweg die Medizin. Galen fasste die zu seiner Zeit geltende medizinische Anschauung, die antike Viersäftelehre, in ein einheitliches und schlüssiges System, von dem bei der klostermedizinischen Therapie noch eingehender die Rede sein wird (s. S. 110f.). Mit zu Galens Lebenswerk gehört die Begründung der Lehre von der Darreichung der Arzneimittel, der die Nachwelt noch heute mit der Bezeichnung »Galenik« gedenkt. Was sicherlich zur Berühmtheit und europaweiten Verbreitung der Schriftens Galens beigetragen hat, ist seine Synthese von Medizin und Philosophie: Er erklärte physiologische Vorgänge mit Thesen namhafter antiker Philosophen wie unter anderem Platon und Aristoteles.

Zur unerlässlichen Pflichtlektüre der Klosterärzte gehörten auch die Herbarien, praktische Handbücher über Wirkung und Anwendung von heilkräftigen Pflanzen. Die bedeutsamsten, die in nahezu keinem Bücherschrank des mittelalterlichen Arztes fehlten, waren der *Pseudo-Apuleius*, der *Macer floridus* und die *Circa instans*. Diese werden im Zuge des klostermedizinischen Heilpflanzen-Repertoires auf den Seiten 65 bis 96 genauer beleuchtet.

Nicht zu vergessen unter den Textquellen der Klostermedizin sind die *Canonae medicinae*, verfasst vom »Fürsten der Ärzte«, Ibn Sina, genannt Avicenna (980–1037). Heute ist der Perser einer breiten Öffentlichkeit durch den Bestseller *Der Medicus* bekannt geworden. Berühmt war er aber schon weit vorher: Seine Hinterlassenschaften galten als das Beste, was der heilkundig Tätige lesen und viel mehr noch, wonach er sich in seinem Handeln richten konnte. Als sinnvolle Ergänzung zur Lektüre des Avicenna empfahlen sich die Heilpflanzenkommentare von Ibn Baithar. Dieser weitgereiste, spanisch-maurische Kräuterkenner legte seine Erfahrungen in einem über 1400 verschiedene Pflanzen umfassenden Kompendium nieder.

»Was vermögen schon die Ärzte?«

Ist doch die menschliche Heilkunst durchaus nicht zu verschmähen,
da feststeht, dass sie den göttlichen Büchern nicht unbekannt ist.
Aus der »Rechtfertigung der Heilkunde«
im *Lorscher Arzneibuch*

Auch wenn den Klosterärzten die Ausübung der medizinischen Praxis erst 1130 durch das Konzil von Clermont endgültig verboten wurde, sahen sie sich die gesamten Jahrhunderte zuvor bereits immer wieder der Kritik ausgesetzt. Wo Licht ist, ist auch Schatten – wohin jener der Klöster und Kathedralen hinfiel, herrschten auch starke Strömungen gegen die medizinische Wissenschaft. Sie hatte einen schweren Stand, und das hatte viele Gründe.

Der Artzet.

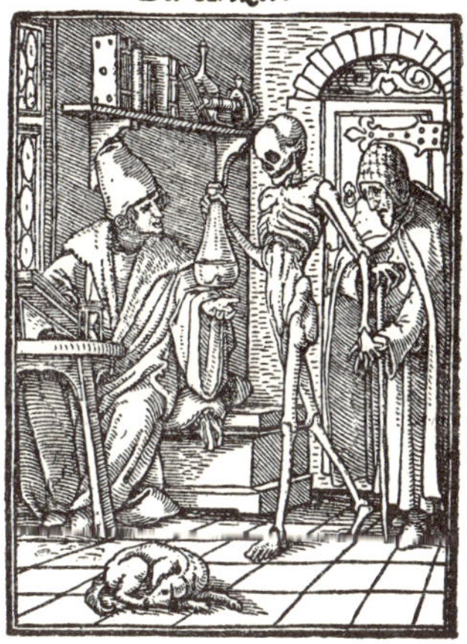

Stich von Hans Holbein d.J. (1497–1543) aus dem Zyklus »Totentanz«

Da waren die antiken, mithin also heidnischen Quellen, aus denen sich das medizinische Wissen des frühen Mittelalters speiste. Des Weiteren hatte sich bei den ersten Pestepidemien, die gerade über Europa hinweggerollt waren, gezeigt, was die ärztliche Kunst vermochte: nicht viel, angesichts der Tausende, denen kein Arzt mehr helfen konnte. Ein gutes Argument für die Kritiker der sich gerade etablierenden Medizin, ihre christlich-religiös motivierten Vorbehalte erfolgreich anzubringen: »Was vermögen schon die Ärzte mit ihren Instrumenten? Sie verursachen mehr Schmerzen als sie lindern.« Mit dieser Aussage brachte Gregor, seit 573 Bischof von Tours und Zeitgenosse Cassiodors, die Zweifel vieler auf den Punkt. Gregor war einer der führenden Meinungsbildner dieser Zeit, und so lässt sich gut ausmalen, wie seine Worte den öffentlichen Verdruss verstärkten. Dieser machte sich in einer Hinwendung zu Wunderheilungen und auf Aberglauben basierenden Methoden wie Amuletten und Zaubermitteln Luft.

Auch Cassiodor, der sich dem Ideal des gebildeten Christen verschrieben hatte, ließ ungeachtet seiner Passion für die Wissenschaften keinen Zweifel daran, wer letztendlich einzig Genesung bringen kann: »jener, der das Leben ohne Ende gewährt.«

Angesichts der kritischen Haltung, die der Medizin entgegenschlug, ist es umso beachtlicher, wie im 8. Jahrhundert ein uns unbekannter Lorscher Klosterarzt in seiner »Rechtfertigung der Heilkunde« anhand der Bibel ärztliches Handeln und christliche Sicht auf einen Nenner bringt – die Gegner der Heilkunst also mit ihren eigenen Waffen schlägt: »Den Tadel derer, die gegen mich tobten, werde ich erwidern, nicht mit meinen eigenen Worten, sondern mit denen der Heiligen Schrift.« Denn, wie er zu Beginn seiner im *Lorscher Arzneibuch* enthaltenen Rechtfertigung schreibt, ist »die Medizin den göttlichen Büchern nicht unbekannt. Keiner soll die irdische Arzneikunst verachten, da sie von heiligen Männern nicht verschmäht worden ist«. Weiter beruft sich der Verfasser auf den Psalmisten Sirach: »Ehre den Arzt wegen der Notlage, denn ihn hat der Höchste geschaffen«, ebenso wie »der Höchste aus der Erde eine Arznei geschaffen hat, und ein kluger Mann wird vor ihr nicht scheuen«. Darum, so vereint der Lorscher Mönchsarzt die beiden vermeintlich gegensätzlichen Pole, »wenn einer krank ist, erfrage er beim Arzt mit Hochachtung die für seine Krankheit geeignete Arznei und erflehe vom Herrn in Demut für seine Krankheit heilsame Abhilfe«.

An der wissenschaftsfeindlichen Haltung zahlreicher Kleriker änderte sich auch in den folgenden Jahrhunderten wenig. Der heilige Bernhard beispielsweise, Mitbegründer des Zisterzienserordens, verbot 1098 seinen Brüdern Studium und praktische Ausübung jedweden Heilwissens. Stattdessen, so seine Weisung, sollten sie sich bei der Pflege der Kranken einzig auf die heilsamen Kräfte von Gebet und Nächstenliebe verlassen. Desgleichen Petrus Venerabilis, von dem ein Schreiben überliefert ist, in dem er den Nonnen des cluniazensischen Frauenklosters Marcigny für Trost und besonders für ärztlichen Rat dankt. Nicht ohne sie im gleichen Zug dafür zu kritisieren, da sich »die medizinische Kunst für Nonnen nicht recht schickt«.

Mit der Regentschaft des Staufers Friedrich II. entflammte der Kampf gegen das neue Wissen von den alten Weisheiten lichterloh.

Der Kaiser, selbst hochgebildet, hatte sich auf sein Banner geschrieben, Orient und Okzident geistig zu vereinen. Diese kosmopolitische Ideologie begann das Denken des mittelalterlichen Abendlandes langsam, aber unaufhaltsam zu durchdringen. Dem galt es Einhalt zu gebieten. Schließlich drohten die Lehren der Ungläubigen, der Araber und Juden, die christliche Weltsicht zu verwässern und damit vielleicht auch die Macht des Klerus ins Wanken zu bringen. Angeführt wurde der wissenschaftliche Glaubenskrieg von den Franziskanern, des Papstes treueste Mitstreiter gegen den Stauferkaiser. Dieser hatte sich, nicht nur seiner Befürwortung einer Erweiterung des geistigen Horizonts wegen, den Status eines Erzfeinds des Vatikans errungen. Auch deshalb galt als verwerflich, was an Friedrichs Hof gelehrt wurde.

Die Wogen sollten sich auch nach des Staufers Lebzeiten nicht wieder glätten. Das Feuer war gelegt und erweiterte sich zu einem Flächenbrand über das gesamte Abendland. In dessen Widerschein musste ein Galilei abschwören, dass die Erde sich um die Sonne dreht, und in dessen Flammen ließen Millionen von Menschen ihr Leben.

Ein Exkurs, der fürwahr dunkle Seiten aufzeigt. Doch die Klostermedizin sollte nicht erörtert werden, ohne dabei auch die geschilderten negativen Entwicklungen zu beleuchten. Dies lässt die Bemühungen jener, die den eigentlichen Heilsauftrag – Dienst am Menschen – tatsächlich zu erfüllen suchten und die Cura, die Sorge, praktisch werden ließen, in einem neuen, ganz anderen Licht erscheinen.

Universale Sozialfürsorge

Alle sollen das Ihrige tun, das sie dem Kranken schuldig sind:
der Arzt und die Diener, aber auch der Kranke selbst.
Theophrastus Bombastus von Hohenheim,
genannt Paracelsus, 1493–1541

Was heute als ganzheitliches und interdisziplinäres Behandlungskonzept angesichts seiner beachtlichen Erfolge mehr und mehr Bedeutung erlangt, ist keine Errungenschaft der modernen Medizin. Integrierte Krankenversorgung, bei der verschiedene Therapierichtungen zusammenarbeiten, kann vielmehr auf eine lange Vergangenheit zurückblicken. Umfassende Versorgungssysteme existierten bereits im Mittelalter – im klösterlichen Spitalwesen. Ein in sich geschlossenes, multidisziplinäres System der Sozialfürsorge, das die Klosterärzte perfekt zu organisieren verstanden hatten.

Benedikt hatte in seiner Ordensregel bereits genau festgelegt, was alles zur Krankenversorgung vonnöten ist. Cura, Sorge um den Kranken im Sinne Benedikts, umfasste nicht nur den Arzt, die Arzneimittel und medizinischen Gerätschaften, sondern auch psychische Pflege und seelsorgerische Begleitung sowie vor allem die »Wertschätzung des Kranken«.

Nach dem Willen des Ordensvaters waren Klöster stets Heilstätten in doppeltem Sinn: Orte des seelischen Heils wie auch der körperlichen Heilung. Denn dass zwischen seelischer und körperlicher Gesundheit eine immanente, nämlich psychosomatische Relation besteht, wusste man – empirisch zumindest – bereits im frühen Mittelalter. Entsprechend war der klösterliche Mediziner auch Psychotherapeut und Seelsorger, und das klösterliche Hospital Krankenhaus, Alters- und Witwenheim wie auch Herberge für Obdachlose und Waisen – alles unter einem Dach.

Prototyp eines idealen Klosters

Für die kranken Brüder soll eine eigene Zelle und ein gottesfürchtiger, fleißiger und sorgfältiger Wächter zur Verfügung gestellt werden.
Aus der *Benediktinischen Regel*,
Kapitel 36, »Über die kranken Brüder«

Wie komplex und umfangreich die medizinische und soziale Versorgung durch die Klöster war, zeigt der St. Gallener Klosterplan. Dieser Plan für eine Klosteranlage zu Zeiten der Karolinger gilt in der gesamten abendländischen Architektur- und Kulturgeschichte als einzigartig. Er setzt die zentralen Inhalte benediktinischen Mönchtums baulich um und beinhaltet alles, »wessen ein wohlbestelltes Kloster bedürftig ist«.

Im Auftrag des Abtes Gozbert vom Benediktinerkloster St. Gallen heutigen Schätzungen nach zwischen 820 und 830 von einem unbekannten Mönch auf der Bodenseeinsel Reichenau entworfen, ist der Plan vom Geist jener Zeit geprägt, in der Alt und Neu zu einer großartigen, bis dato nie erreichten Synthese verschmolzen. Schon kurz nach seiner Fertigstellung wurde der Plan durch Karl den Großen allen Klöstern innerhalb seines Herrschaftsgebietes als verpflichtende Norm auferlegt.

Dass zu den elementaren Belangen klösterlichen Lebens auch die Pflege und Versorgung der Kranken gehört, zeigt sich darin, dass der Plan für Heil und Heilung eine eigene Spitalanlage in all ihren Einzelheiten vorsah. Insofern besitzt der Musterplan eine enorme medizinhistorische Bedeutung.

Die Spitalanlage hatte sich aus der einstmals von Benedikt den kranken Brüdern zugedachten eigenen Krankenzelle entwickelt. Im östlichen Bereich des Klosters gelegen, umfasste das Spital, Infirmarium genannt, einen Komplex von Gebäuden. Eine in sich geschlossene Anlage, die sich bei genauerem Hinsehen als hoch spezialisiertes Gebilde erweist, mit allem Erforderlichen zur Behandlung, zur Bereitung und Aufbewahrung der Arzneimittel wie zum Anbau der Heilpflanzen.

Zur Spitalanlage gehörten unter anderem Apotheke, Ärztehaus, Haus für Aderlass, Einlauf und andere ambulante Behandlungen. Ebenso ein Badehaus, ein Schlafraum für Schwerstkranke – eine Art Intensiv- oder Wachstation –, eigene Wohnungen für Spitalvorsteher und leitenden Arzt sowie natürlich eine Kirche für die Kranken, die so genannte Marienkapelle. Im Plan enthalten war auch ein großzügig angelegter Heilkräutergarten. Welche Heilkräuter in dem 16 Beete umfassenden Apothekergarten angebaut werden sollten, war ebenfalls fixiert. Ebenso waren ein Gemüse- und Obstgarten vorgesehen, von deren Inventar auch einiges heilenden Zwecken diente.

Bemerkenswert ist, dass in sämtlichen der genannten Räumlichkeiten Heizungen vorgesehen waren, im Haus für den Aderlass sogar in allen vier Ecken. Dies zeigt, dass man wusste und berücksichtigte, dass Wärme den Blutfluss begünstigt; auch die Empfehlung, die Arme vor dem Öffnen der Vene unter warmes Wasser zu halten, basiert auf dieser Tatsache. Vorgesehen für den Spitalbereich waren auch ein freistehendes Bade- und Küchenhaus. Generell finden sich Badestuben

Der St. Gallener Klosterplan

1 Große Kirche
2 Schreibstube und Bibliothek
3 Sakristei
4 Zubereitung des heiligen Brotes und Öles
5 Schlafsaal und Wärmeraum (dormitorium)
6 Badehaus
7 Speisesaal (refectorium)
8 Wein-, Bierkeller und Vorratskammer
9 a Küche, b Bäckerei, c Brauerei
10 Küche, Bäckerei und Brauerei für vornehme Gäste
11 Haus für vornehme Gäste
12 Äußere Schule
13 Abtshaus und Küche mit Bad
14 Aderlasshaus
15 Ärztehaus und Apotheke
16 Kleine Kirche
17 Noviziat
18 Novizenschule
19 Infirmarium (Schlafraum für Schwerkranke)
20 Krankenhaus
21 Küche und Bad des Krankenhauses
22 Küche und Bad des Noviziats
23 Geflügelhof
24 Kornscheune
25 Werkstatt
26 a Mühle, b Stampfe, c Malzdarre
27 Küferei, Drechslerei und Getreidehaus für die Brauer
28 Pilger- und Armenhaus
29 Küche, Bäckerei und Brauerei für die Pilger
30 Pferdeknechte, Rinderhirten
31 Haus für die Gefolgschaft des Kaisers
32 Gesinde des Kaisers
33 a Schafe, b Ziegen, c Kühe, d Schweine, e Pferde
34 Klostergarten
35 Gemüsegarten
36 Heilkräutergarten
37 Friedhof und Obstgarten
38 Aborte

recht zahlreich: Dem Noviziat, der Pfalz des Abtes wie auch dem Dormitorium der Mönche sind Bade- und Waschhäuser jeweils direkt angeschlossen. Ein beachtliches Hygienestreben, das Burgen und Schlösser späterer Jahrhunderte in dieser Form vermissen lassen – auch hier zeigt sich, dass das Leben im mittelalterlichen Kloster und generell in dieser Epoche keinesfalls so »finster« war, wie vielfach angenommen. Übersetzt man die Bezeichnungen der einzelnen Räume in uns heute geläufige Begriffe, zeigt sich vielmehr, wie verblüffend modern die baulichen Richtlinien für den klösterlichen Krankentrakt waren.

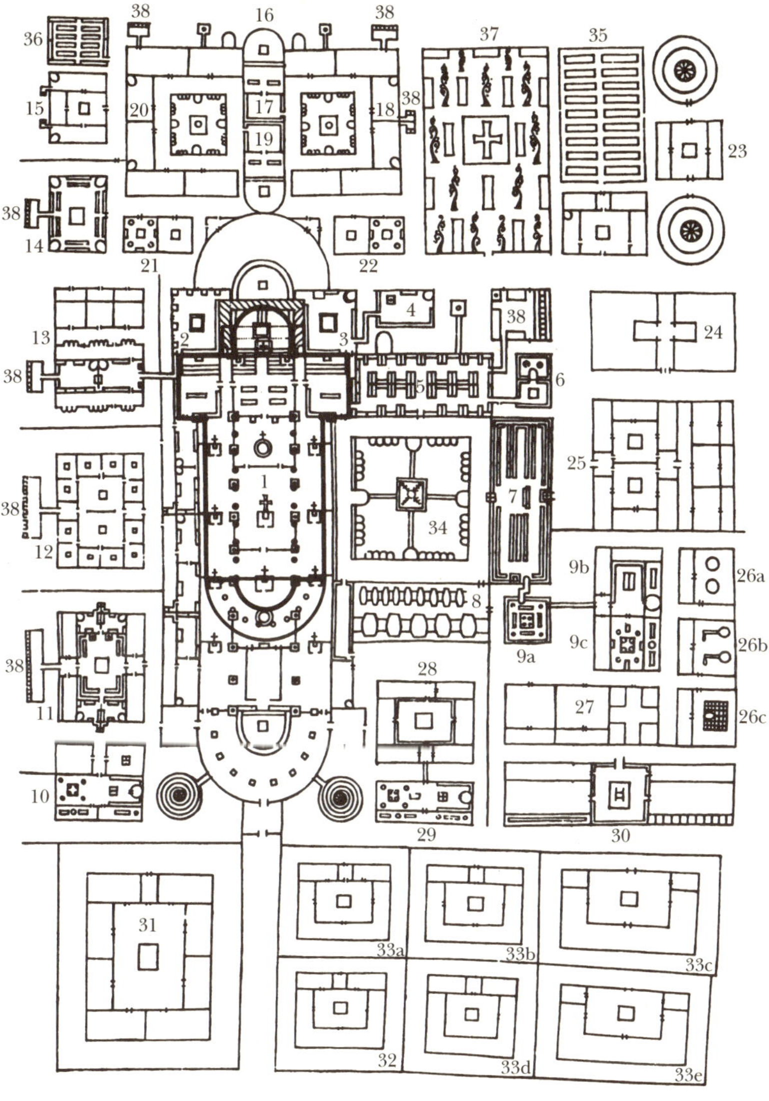
38
16
38
37
35
36
15
20
17
18
38
19
23
38
14
21
22
4
38
24
13
2
3
38
6
5
1
25
38
7
34
12
9b
26a
8
38
9c
26b
9a
28
11
27
26c
10
29
30
31
33a
33b
33c
32
33d
33e

Auch abgesehen von der Spitalanlage ist der St. Gallener Klosterplan höchst interessant, denn er gibt uns eine gute Vorstellung davon, wie ein Kloster zu Zeiten der Karolinger strukturiert war. Was beim Betrachten des Entwurfs als Erstes auffällt, ist seine perfekt durchdachte Gliederung, die alle Bereiche des Klosters ihren Aufgaben gemäß sinnvoll anordnet und so höchste Funktionalität gewährleistet.

»Hospitalitas«, dienende Gastfreundschaft

Es ist Gott wohlgefällig, wenn wir für die armen elenden Menschen in unserem Lande eine Wohnung herrichten und dieselbe mit geziemendem Unterhalt versehen täten.
Aus der Hospizordnung des Würzburger Juliusspitals

Sorge für Not leidende Menschen vereinte nach dem Willen Benedikts viele verschiedene Aspekte in sich, darunter auch »hospitalitas«, die »dienende Gastfreundschaft«. Jenes Motiv, das im frühmittelalterlichen Abendland zur Gründung der ersten Hospitäler führte: Zufluchtsstätten für physisch, psychisch wie sozial Hinfällige, für Kranke, Aussätzige, Krüppel und Blinde ebenso wie für Waisen und Witwen, Arme und Hungrige. Derartige Institutionen, die sich die Pflege der Bedürftigen zur Aufgabe machten, hatte es bislang noch nie gegeben. So war das erste Hospitium, 370 vom Kirchenvater Basileios dem Großen (um 330 – 379) in seiner Residenzstadt Caesarea im heutigen Kappadokien errichtet, ein absolutes Novum.

Wie man sich ein klösterliches Hospital im Mittelalter vorzustellen hat, davon hat der St. Gallener Klosterplan ein sehr anschauliches Bild geliefert. Dessen drei Hospitaltypen sind durch das gesamte Mittelalter immer wieder anzutreffen: zum einen das Infirmarium für die kranken Ordensinsassen, zum anderen das »Hospitale pauperum« für Arme und Pilger und schließlich das Haus für jene Gäste, die zu Pferd kamen, demgemäß vornehme und besser gestellte Patienten. Später kamen noch ein Haus für Patienten mit ansteckenden Krankheiten, die Leproserie, sowie Hospitäler für Novizen und Laienbrüder hinzu.

Leiter des klösterlichen Hospitals war der »Infirmarius«, der Krankenmeister. Dieser hatte dafür zu sorgen, dass es den Kranken an nichts fehlte. Auch die Krankenschwester, die »Infirmaria«, so lesen wir in den Briefen des Petrus Abaelardus, »dient den Kranken und bewahrt sie vor Entbehrung. Was die Krankheit erforderlich macht, ist zu gewähren – es gibt für die Kranken kein Gebot oder Verbot«. Fester Bestandteil der Krankenfürsorge waren Beichte und Abendmahl – noch vor der ärztlichen Behandlung. Schließlich war man der Auffassung, dass dies die begangenen Sünden, die als ursächlich für die Erkrankung gesehen wurden, mindern und so also auch gleich das körperliche Leiden bessern konnte. Einmal mindestens am Tag sollten Äbtissin oder Abt gemeinsam mit dem Kellermeister den Kranken einen Besuch abstatten. Der eine brachte den Segen, der andere den Wein, womit sowohl für das geistliche wie für das leibliche Wohl gesorgt war.

Um das Jahr 1000 wurde im Zuge der vom burgundischen Cluny ausgehenden Cluniazensischen Reform das klösterliche Spitalwesen grundlegend verbessert und erweitert. Im 12. Jahrhundert begann sich das alte Prinzip der »hospitalitas« gemäß Benedikts Regel langsam zu wandeln. Die tätige Umsetzung der sechs Werke der Barmherzigkeit zog immer mehr Weltliche an, insbesondere den weiblichen Adel. Das Spitalwesen erlebte, auch angesichts der Ausweitung der Handelswege und der stetig wachsenden Pilgerzüge, einen enormen Aufschwung: Unzählige Hospitäler entstanden, viele entlang der Pilgerstraßen und viele auch von Orden unabhängig. Der besseren Übersicht halber wurden zahlreiche dieser Spitäler von der Kirche in die so genannten Spitalorden, vor allem der Johanniter und des Deutschen Ordens, überführt.

In den 1182 erlassenen Statuten des Johanniterordens wurde als Neuerung den sechs Werken der Barmherzigkeit ein siebtes hinzugefügt: die Bestattung der Toten. Ferner finden sich in den Hospizordnungen genaue Angaben zum hospitären Alltag, unter anderem, dass »die Krankenbetten in Länge und Breite so bequem wie möglich zum Ruhen gemacht werden, jedes Bett soll mit einer Zudecke bedeckt sein und die passenden Betttücher haben«. Neun Helfer sollen jeweils für jeden Flur und jeden Raum zur Verfügung stehen und den »Kranken ihre Füße schön waschen, ihre Tücher reinigen, ihre Betten richten, ihnen liebevoll zu essen und zu trinken geben und in allen Dingen zum Wohl des Kranken gehorchen«. Ferner sollen die Hausvorstände den Kranken guten Mutes entgegenkommen und »ihnen darreichen, was sie brauchen und ihnen ohne Zank und Klage Dienste tun. Denn durch diese Wohltat können sie sich die Teilhabe an der Himmelsglorie verdienen«. Letzterer Satz offenbart den recht handfesten Verdienstgedanken, der zu dieser Zeit bereits mit dem christlichen Werk der Kranken- und Armenpflege verbunden wurde. Kranke und Arme galten als dazu erkoren, die Prüfung des Leids zu tragen und damit Erlösung zu erlangen: »Die Schwäche des Körpers bringt Gesundheit der Seele hervor.« Je mehr man sich auf Erden für diese Auserwählten erniedrigte, desto höher würde man später »im Reich Gottes steigen«.

Im 13. Jahrhundert sagten sich die Hospitäler immer mehr von der klösterlichen Abgeschiedenheit los und suchten neue und eigenständige Wirkungsstätten: Das klösterliche Hospital ging nach und nach in die Hände der Gemeinden über. Damit verbunden wandelte sich die idealistisch geprägte Caritas in eine bürgerlich organisierte Wohlfahrtspflege.

Spiegel einer bewegten Epoche

Medizin ist stets ein Abbild des kulturellen und sozialen Gefüges ihrer Zeit. Deshalb soll auch die politisch-gesellschaftliche Situation, vor deren Hintergrund die klösterliche Heilkunde entstand, in ihren wichtigsten Umrissen skizziert werden. Wissen wir um die Umstände, denen sich diese Medizin und ihre Vertreter anpassen mussten, können wir deren Leistungen besser nachvollziehen – reisen wir also einige Jahrhunderte in der Geschichte zurück.

Ein Weltreich zerbricht

Nach dem Untergang des Römischen Reiches brachen über dessen ehemaligem Territorium die Wirren der Völkerwanderung herein. Europa wurde von aus dem Osten und Norden kommenden Volksstämmen überrollt. Vier Jahrhunderte des kulturellen Stillstands und

Verfalls, in dem sich die alten Grenzen, Städte und Siedlungen für immer auflösten. Mit ihnen schwanden die Strukturen, die den Menschen Orientierung für ihr Handeln geboten hatten. Das bislang gültige Wertesystem war zusammengebrochen – was blieb, war Hoffnungslosigkeit.

Sinnsuche wie auch ganz konkrete Lebensnot führten viele Menschen dazu, sich Glaubensgemeinschaften anzuschließen, die als »Königsweg zum Heil« erachtet wurden. Die Kunde von den Vorteilen klösterlichen Lebens verbreitete sich rasch und entsprechend viele weitere Gründungen von Klostergemeinschaften folgten. Der erste schriftlich erwähnte Ordensvater war Pachomius der Ältere (um 228–341). Auf ihn geht die Gründung des vermutlich ersten christlichen Klosters um 320 in Ägypten, auf der Nilinsel Tabennisi, zurück. Aurelius Augustinus (354–430), einer der vier Kirchenväter, verfasste schließlich die erste abendländische Ordensregel – über hundert Jahre vor der *Regula Benedicti*. Auch Augustinus berücksichtigt in seiner Regel ausdrücklich die Versorgung und Pflege von Kranken und Armen. Jede Gemeinschaft, die sich auf ihn beruft, hat den Auftrag, »die Sorge für die Kranken, Genesenden, Schwächlichen und Leidenden einem Mitbruder zu übertragen«.

Im Jahre 529 gründete Benedikt von Nursia dann sein Kloster auf dem Montecassino – der Beginn der Klostermedizin und zugleich einer neuen Ära, religiös wie politisch, die schließlich in die Einigung des Reiches durch Karl den Großen mündete.

Dem einstmaligen Chaos trat nun die geordnete und gesittete Welt des Christentums, des »Imperium christianum« gegenüber und als dessen Oberhaupt der Kaiser. Der Einfluss der Klöster stieg damit unaufhaltsam: Zum Zenit seiner Macht gelangte der Klerus, als große Ländereien und deren Verwaltung auf kaiserliches Edikt an Lehnsbischöfe übergeben wurden und diese dadurch auch weltliche Herrschergewalt erhielten.

Neubeginn unter Karl dem Großen

Unter der Regentschaft des 800 zum ersten nachantiken Kaiser gekrönten Karl dem Großen (768–814) erfüllten die Klöster eine wichtige Stabilisierungsfunktion und ermöglichten die Verbreitung und den

Erhalt seiner Regierungskonzepte: der »norma rectidudinis«, der rechten Norm, die sich dem »prava corrigere, recta corroborare« verpflichtet sieht, dem »Berichtigen des Bösen und dem Bestärken des Guten«. Was sich Karl als Ideal der »rechten Herrschaft« auf sein Banner geschrieben hatte, leitete eine Reihe von Reformen des öffentlichen, alltäglichen und geistlichen Lebens ein – die »karolingische Renaissance«. Im Zuge dieser besann man sich auf die spätantike griechisch-römische Kultur und ließ deren Inhalte neu aufleben. Damit sollte ein neues goldenes Zeitalter des Geistes und der kulturellen Größe einsetzen: »Wenn Eure (des Kaisers) Absichten ausgeführt werden, kann ein neues Athen im fränkischen Land erstehen, prächtiger als das alte. Denn unser Athen, geadelt von den Lehren Christi, wird die Weisheit der Akademie übertreffen.« (Migne, Patrologia Latina 100, ep. 86). In der Tat setzte mit der »karolingischen Renaissance« eine Zeit der kulturellen Blüte ein, in der auch die Klostermedizin ihre Hochphase erlebte. Was maßgeblich dazu beigetragen hat, dass der karolingische Traum vom »Goldenen Zeitalter« wahr wurde, ist die *Capitulare de villis*, die Landgüterverordnung Karls – bis heute ein Meisterstück der Staatskunst. Sie regelte für Jahrhunderte die Verwaltung gewaltiger Territorien innerhalb des karolingischen Herrschaftsgebietes und förderte so den landwirtschaftlichen und gewerblichen Fortschritt.

Wer hoch hinauf steigt, kann tief fallen – auch der Klerus. Die im Zuge der Reformen gestiegene politische und wirtschaftliche Stellung des Klöster führte zur Vernachlässigung der von Benedikt einst proklamierten klösterlichen Werte und Pflichten. Das rief nach einer geistigen Erneuerung. Sie kam in Gestalt der bereits erwähnten Cluniazensischen Reform um das Jahr 1000. Ihre zentralen Inhalte waren die strengere Befolgung der *Regula* und eine bessere klösterliche Disziplin. Damit war der Boden für den endgültigen Durchbruch des Mönchtums im Hochmittelalter bereitet. Die Klosterkultur trieb bis zum 15. Jahrhundert immer neue und mächtigere Knospen. Dann sank der Stern des klösterlichen Lebens unaufhaltsam: Reformation und Teilung des Heiligen Römischen Reiches in katholische und protestantische Gebiete sorgten für die Schließung zahlloser Klöster. Erst die Gegenreformation verhalf dem Mönchtum im 17. und 18. Jahrhundert zu einem neuen Aufschwung.

Das Ende der Klostermedizin

Wir haben einen bestimmten Nutzen im Auge, wenn wir für das allgemeine gesundheitliche Wohl unserer Getreuen Sorge tragen.
Kaiser Friedrich II., 1194–1250

Im frühen 12. Jahrhundert neigte sich die Epoche der Klostermedizin ihrem Ende zu: Das Konzil von Clermont im Jahr 1130 untersagte Ordensangehörigen die Ausübung jeglicher ärztlichen Tätigkeit. Der konziliäre Erlass wurde allerdings nicht streng befolgt und deshalb auch öfters wiederholt. So untersagte das Konzil von Tours 1163 sowie die 4. Lateransynode von 1215 den Klerikern erneut die Ausübung der Medizin.

Der klösterlichen folgte die so genannte scholastische Medizin, die nicht mehr in den Klöstern tradiert und ausgeübt, sondern als eigenständiges Fach in nicht-geistlichen medizinischen Hochschulen gelehrt wurde. Erstes großes Bildungszentrum dieser Art war die Schule von Salerno.

Die Medizin war nun wissenschaftlich gesellschaftsfähig geworden. Wer sich allerdings als Arzt bezeichnen und sich als solcher betätigen durfte, blieb weiterhin willkürlich. Erst die im August 1231 in Melfi verkündeten Konstitutionen Friedrichs II. (1194–1250), selbst bestens bewandert in Fragen praktischer Medizin, brachten eine einheitliche Regelung der ärztlichen Ausbildung: »Im Hinblick auf den schweren Nachteil und den nicht wieder gutzumachenden Schaden, der aus der Unerfahrenheit der Ärzte entstehen könnte, befehlen wir, dass künftig keiner unter dem Deckmantel des ärztlichen Titels es wagen soll, zu praktizieren, wenn er nicht vorher in Salerno im öffentlichen Disput der Professoren durch eine Prüfung bestätigt ist.« Da der Stauferkaiser zugrunde legte, dass »man niemals die medizinische Wissenschaft verstehen kann, ohne vorher etwas von der Logik zu wissen«, verfügte er, dass jeder angehende Arzt sich für drei Jahre dem Studium der Logik zu widmen hat, bevor er zum Medizinstudium antritt. Von den Studenten der Universität von Salerno wurde zudem gefordert, dass sie zuerst fünf Jahre lang die Schriften des Hippokrates und Galen studieren müssen, bevor sie am anatomischen und chirurgischen Unterricht teilnehmen dürfen. Danach war ein einjähriges

Praktikum bei einem fertig ausgebildeten Arzt erforderlich, um endlich das kaiserliche Anstellungsdekret als Arzt zu erhalten. Denn ebenso wie Apotheker und Juristen waren die Ärzte Staatsbeamte und verpflichtet, dem Kaiser unter vollem Einsatz ihres gesamten Wissens zu dienen. Was heute als ärztlicher Kunstfehler bezeichnet wird, wurde von Friedrich mit größter Strenge geahndet. Durch Friedrichs Medizinalgesetze wurde auch die bis dato ausgegrenzte Chirurgie wieder in die Hohe Schule der medizinischen Wissenschaft eingebunden. Ausgegliedert wurde dafür die Arzneimittelherstellung, wodurch sich der Berufsstand der Apotheker etablierte.

Ungeachtet der Verbote im 12. und 13. Jahrhundert existierte die Klostermedizin in der Praxis weiter. Bis zum Jahr 1803, in dem die Säkularisation, die Übernahme kirchlicher Besitz- und Herrschaftsrechte durch den Staat, dem medizinischen Wirken in den Klöstern endgültig ein Ende setzte.

Von Montecassino bis Lhasa

Naturwissenschaft ohne Religion ist lahm,
Religion ohne Naturwissenschaft ist blind.
Albert Einstein, 1879–1955

Medizin und Religion können auf eine lange gemeinsame Vergangenheit zurückblicken: Wer den Spuren der medizinischen Entwicklung folgt, dem begegnen zahllose Tempel, Klöster und andere Zentren des religiösen Lebens.

Der Dienst an Hilfsbedürftigen und Kranken galt nicht nur im christlichen Abendland als ein Dienst an Gott. Fürsorge und Krankenpflege war vielmehr zu allen Zeiten und in allen Kulturkreisen religiöse Pflicht. Wo auch immer einst eine Kultur entstand und sich eine Priesterschaft organisierte, etablierten sich zugleich Heilsysteme – erste Keimzellen der Medizin, in denen, wenn auch noch vergleichsweise bescheiden, ärztlich praktiziert wurde.

Ebenso uralt und universal ist der Gedanke des Mönchtums und des Zusammenlebens in religiösen Gemeinschaften – bei weitem keine Innovation des Christentums. Lange bevor die ersten Klöster im Abendland gegründet wurden, stellten Menschen anderer Kulturen ihr Leben in den Dienst der Religion, beispielsweise die Hohepriester der Sumerer und Babylonier und später des alten Ägyptens. Ihre Wirkungsstätten waren Knotenpunkte des geistigen Lebens, an denen geforscht und gelehrt wurde. In Mesopotamien und Ägypten gab es keinen Tempel ohne eine Bibliothek.

Aus dem Land am Nil haben wir auch den ersten Beleg für das Zusammenwirken religiöser Vorstellungen und ärztlichen Handelns: Die altägyptische Medizin geht davon aus, dass die Gesundheit eines Menschen vom Wohlwollen der Götter abhängt.

Die ersten in der langen Ahnenreihe der Therapeuten für Körper und Seele waren die Priesterärzte des Pharaonenreiches. Deren Urväter Hesire und Imhotep, die ersten Ärzte des alten Ägypten, die uns schriftlich überliefert sind, standen beide um 2600 v. Chr. am Hof des Pharaos Djoser in Diensten. Imhotep nicht nur als Arzt, sondern –

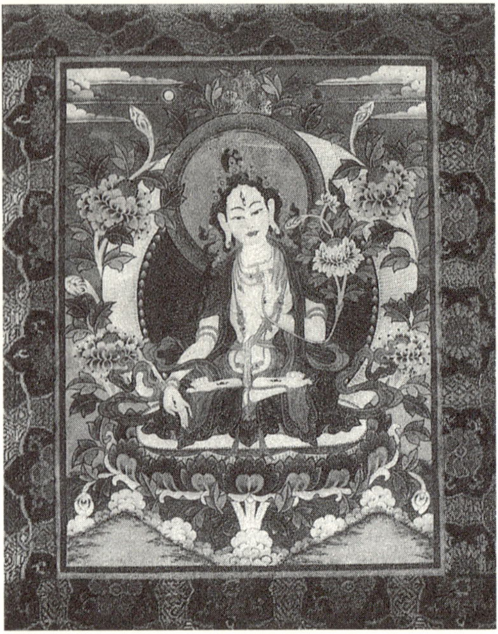

Der »König der Heiler« (Buddha-Darstellung aus dem 19. Jahrhundert)

vielseitig begabt – betätigte er sich auch als politischer Berater und Baumeister. Mit der Stufenpyramide in Sakkara erbaute er die erste Pyramide im Land am Nil und avancierte 2000 Jahre nach seinen Lebenszeiten zum Gott der Weisheit und Medizin. Als solcher wurde er in den gleichen Rang erhoben wie sein griechischer Kollege Asklepios. Diesem huldigten Scharen von Kranken in seinem 400 v. Chr. erbauten Heiligtum auf der griechischen Insel Kos. Als besonders effektiv galt der Heilschlaf im sogenannten »Abaton«, einem von Säulen eingerahmten Liegeraum unter freiem Himmel, in den die Priesterärzte die Kranken geleiteten, auf dass sich diese über Nacht gesund schliefen.

Die Tempelmedizin und deren heilkundige Priester sind die Vorläufer der Klostermedizin und ihrer Ärzte. Die Adressaten ihrer religiösen Verehrung waren verschieden, Inhalt und Motivation ihres Handelns jedoch stets die gleichen.

Klostermedizin im Fernen Osten

Ein und derselbe Mond spiegelt sich in allen Wassern.
Alle Monde im Wasser sind eins in dem einen einzigen Mond.
Gleichnis aus dem Zen-Buddhismus

Klösterliches Leben beschränkte sich wie erwähnt nicht auf den christlichen Kulturraum. Vor allem der Buddhismus und Hinduismus brachten eine Klosterkultur hervor, deren Bedeutung und Reichweite die europäische in vieler Hinsicht übertrifft.

Wie die Klöster des Abendlandes hatten sich auch jene des Fernen Ostens der Pflege der Wissenschaften verschrieben. Auf dem Curriculum standen neben spirituell-religiösen Lehrinhalten Philosophie, Logik, Grammatik, Kunst und Kunsthandwerk, Schauspiel, Gesang, Architektur und nicht zuletzt Medizin.

Die Klöster waren nicht nur Stätten der Ausbildung und Erziehung, sondern zugleich auch gesellschaftlicher und wirtschaftlicher Mittelpunkt, in dem geistige, kulturelle wie materielle Kräfte zueinander fanden. Nach wie vor wird in den buddhistischen Klosteruniversitäten studiert und praktiziert, auch medizinisch. Im Gegensatz zur abendländischen ist die fernöstliche Klostermedizin bis heute lebendig geblieben.

Die klösterlichen Medizintraditionen des Fernen Ostens in der ihnen gebührenden Weise zu behandeln, würde mehrere Bücher, wenn nicht eine kleine Bibliothek füllen. Da sich dieses Buch vorrangig dem Abendland widmet, seien im Folgenden nur die wichtigsten Umrisse der fernöstlichen Klostermedizin skizziert – am Beispiel der buddhistischen Klosteruniversitäten und der traditionellen Medizin Tibets.

Der »König der Heiler«

Buddhismus ist der Pfad, der zu vollkommener Ruhe führt, umschrieben mit dem Begriff des »nirvana« – hier endet der Kreislauf von Geburt und Tod. Wer die vollkommene Ruhe, »die Abwesenheit von Krankheit« erlangt hat, ist vom Leid der Existenz befreit. Bis er dieses Stadium erreicht, verweilt der Mensch im Leiden – in diesem Sinne ist also genau genommen jeder »krank«. Als Ursachen des

Leidens sieht der Buddhismus Unwissenheit und Verblendung. Einziges Mittel zu deren Beseitigung und damit Heilmittel gegen das Leiden sind die Lehren Buddhas. Als Prinz Gautama Siddharta, welcher der indischen Philosophie zufolge zu Buddha wurde, im Hirschpark von Benares das erste Mal das Rad der Lehre drehte, brachte er die endgültige Medizin: die vier edlen Wahrheiten.

Die erste der Wahrheiten, die Buddha, der »König der Heiler«, lehrte, besagt, daß Existenz ihrem Wesen nach leidvoll sei. Die zweite Wahrheit erklärt die Ursache des Leidens. Die dritte Wahrheit spricht über die Möglichkeit der vollständigen Heilung vom Leiden. Mit der vierten Wahrheit wird die Therapie verordnet, der edle achtfache Pfad zur vollkommenen Ruhe.

AlleWesen vom Leiden befreien zu wollen, ist die zentrale Motivation des Buddhismus. Wer ihr sein Leben gewidmet hat, ist ein Bodhisattva, ein »der Erleuchtung verpflichtetes Wesen« – das ethische Vorbild eines jeden Arztes.

Nach diesem kurzen Exkurs in die buddhistische Philosophie wird deutlich, wie eng Heilkunde und Buddhismus einander verbunden sind: Heilen von Kranken wird als Gelegenheit zur Entwicklung der Vollkommenheit des Mitgefühls wie auch zur Veredelung des menschlichen Geistes und Bekehrung gesehen – medizinische Handlung als religiöser Akt.

Medizin war demzufolge stets eine der fünf wesentlichen Wissenschaften, die neben der Wissenschaft vom Inneren, der Grammatik und Erkenntnislehre sowie den Künsten an den buddhistischen Klosteruniversitäten gelehrt wurden.

Buddha, dessen Ziel die Beseitigung von Leiden durch Unwissenheit ist, warnte jedoch selbst davor, nichts zu glauben, nur weil er es gelehrt habe. Vielmehr solle man alles selbst untersuchen, prüfen und erst annehmen, wenn es selbst erkannt, gesehen und gefühlt wurde. Damit haben Buddhismus und moderne Wissenschaft etwas ganz Entscheidendes gemeinsam: Sie beschreiten den gleichen Weg zum Erkenntnisgewinn. Ein interessanter Aspekt im Hinblick auf die wissenschaftliche Auseinandersetzung mit der Medizin des buddhistischen Kulturraumes.

Im Schatten des Potala

Die »Wissenschaft vom Heilen«, wie sie die Tibeter nennen, zählt neben den Medizinsystemen Indiens, Chinas und Griechenlands zu den großen Traditionen der Medizin. Sie wurzelt in einer über Jahrtausende tradierten medizinischen Überlieferung, der so genannten Bön-Tradition. Mit der Einführung des indischen Buddhismus als Staatsreligion im 6. Jahrhundert kam Tibet in Kontakt mit der ayurvedischen Lehre, dem »Wissen vom guten Leben« und traditionelle Medizin Indiens, sowie dem heilkundlichen Wissen Chinas und Persiens. Deren Erkenntnisse flossen in das bestehende heilkundliche Wissen ein, woraus sich schließlich das tibetische Medizinsystem entwickelte.

Mitte des 8. Jahrhunderts fand auf dem Dach der Welt die vielleicht erste multinationale Konferenz über Medizin statt, an der Ärzte aus allen angrenzenden Reichen teilnahmen. Die im Verlauf der gelehrten Unterredungen fixierten Wissensinhalte wurden über zwei Jahrhunderte versteckt gehalten, da man die Zeit noch nicht gekom-

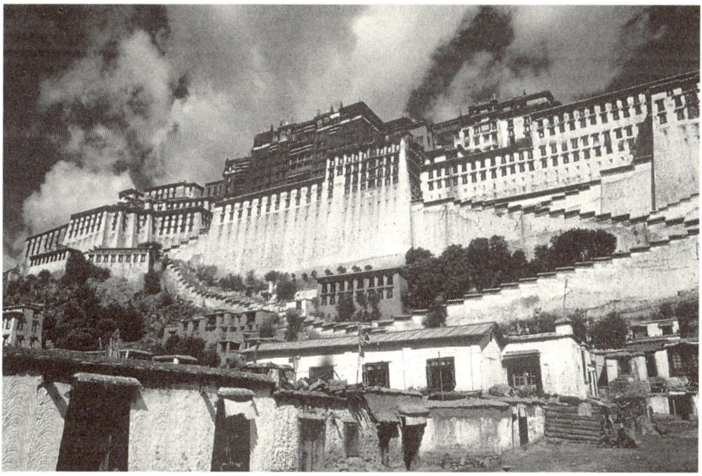

Der Potala in Lhasa

men sah, sie zu verstehen. Nach der Jahrtausendwende im Kloster Samye, dem ältesten Kloster Tibets, wiederentdeckt, wurden die Medizinschriften erweitert und in ein System gebracht.

Der 5. Dalai-Lama, Sangye Gyamtso (1653–1705), führt Ende des 17. Jahrhunderts die tibetische Medizin schließlich zu ihrer vollen Reife. Seinem Wunsch entsprechend, die Medizin in Theorie und Praxis weiterzugeben, gründet er 1696 neben seinem Wintersitz, dem Potala in der Hauptstadt Lhasa, die erste medizinische Hochschule: Chagpori, deren Meister und Schüler ausschließlich Mönche waren. Neben Mönchen aus dem »Gelbmützen-Orden«, dessen Oberhaupt bis heute der Dalai-Lama ist, wurden auch Mönche anderer Orden und sogar Laien in diese Klosteruniversität aufgenommen. Der medizinische Unterricht bestand aus dem Studium der grundlegenden Schriften, darunter die Vier Tantras und die Kommentare des 5. Dalai-Lama. Daneben standen auf dem Lehrplan Pharmakologie, Anatomie, Embryologie und Physiologie. Zur praktischen Ausbildung ließ man die Schüler Heilpflanzen sammeln und daraus Arzneimittel zubereiten, sie an ärztlichen Konsultationen und an wissenschaftlichen Debatten der Meister teilhaben. Sechs bis sieben Jahre dauerte die Ausbildung eines Mönchsarztes. Auf dem Weg zum Examen musste er sein in den einzelnen Studienabschnitten gesammeltes Wissen durch öffentliche mündliche Prüfungen bezeugen. Das Bestehen der letzten Prüfung gab ihm dann das Anrecht, einen unserem Doktorgrad der Medizin vergleichbaren Titel zu tragen.

Durch die geographisch und politisch isolierte Lage Tibets blieben Lehrplan und allgemeine Struktur der Klosteruniversität Chagpori sowie der in den folgenden Jahrhunderten gegründeten Medizinschulen nahezu unverändert. Auch von den Einflüssen der Kolonialmächte, die im gesamten übrigen asiatischen Raum zu kulturellen und gesellschaftlichen Veränderungen führten, blieb Tibet weitestgehend verschont.

Bis in die Mitte des 20. Jahrhunderts wurde die tibetische Medizin nach alter Tradition weitergegeben und ausschließlich in Klöstern gelehrt und praktiziert.

Erst die Annexion Tibets durch die Chinesen im Jahre 1949 bereitete dem über Jahrhunderte hoch entwickelten Medizinsystem ein ebenso rasches wie blutiges Ende: Die Medizinschulen wurden von den Chinesen vollständig zerstört, die tibetischen Ärzte getötet oder zu Tode gefoltert – von tausend bleiben nur zwölf am Leben.

1961 gründete der 14. Dalai-Lama, Tenzin Gyatso, in seinem Exil im nordindischen Dharamsala ein Lehrseminar für traditionelle tibetische Medizin mit angeschlossener Poliklinik. Auch in der Mongolei und in Bhutan wurden derartige Fakultäten eingerichtet. In den 70er Jahren erfolgte der Wiederaufbau und die Erweiterung der medizinischen Akademie Mentsikhang in Lhasa. In Europa, zunächst in der Schweiz, später auch in Polen, Dänemark und Österreich, führte man die ersten wissenschaftlichen Studien über die Wirkungen tibetischer Arzneimittel durch. Derzeit bemüht man sich in Tibet, durch den Aufbau traditioneller tibetischer Universitäten und Kliniken die tibetische Medizin als eigenständiges Heilsystem zu erhalten. Nicht nur hinsichtlich des enormen wissenschaftlichen Werts, sondern auch aus ganz praktischen Erwägungen: Seine traditionelle Medizin spielt nach wie vor die Hauptrolle in der Gesundheitsversorgung der überwiegend ländlichen Regionen Tibets.

Heilen im »Land des Schnees«

Entsprechend der buddhistischen Auffassung, dass die Ursache allen Leidens auf Unwissenheit zurückgeht, behandelt die traditionelle Medizin Tibets, dem »Land des Schnees«, den ganzen Menschen, besonders seine geistige Verfassung und nicht nur eine bestimmte körperliche Beschwerde. Die Faktoren, die den Gesundheitszustand eines Menschen entscheidend beeinflussen, sind Ernährung, Lebensstil, Geisteshaltung, psychische Verfassung und klimatische Bedingungen. Sie können durch »Unwissenheit« unausgewogen und für die betreffende Person ungeeignet sein. Dies kann zu einem Ungleichgewicht der drei Säfte im Organismus – Wind, Galle und Schleim – und damit zu Störungen der Gesundheit führen.

Das Ziel der tibetischen Medizin ist es deshalb, das Gleichgewicht der drei Körpersäfte aufrechtzuerhalten. Hier kennt man also das Konzept der Säftelehre, ebenso wie man davon ausgeht, dass die Säfte aus den Elementen gebildet werden. Im Gegensatz zur Elementenlehre des Abendlandes (s. S. 110f.) sind es bei den Tibetern wie in anderen asiatischen Medizinsystemen, fünf statt vier Elemente: Erde, Wasser, Feuer, Wind und Raum, auch Äther genannt.

Das wichtigste Instrument zur Diagnose ist das Pulsfühlen: Dazu tastet der tibetische Arzt mit seinen drei mittleren Fingern am Handgelenk des Patienten den Puls. Ein guter Mediziner muss mindestens zwölf verschiedene Pulsqualitäten unterscheiden und bestimmten Störungen im Körper zuordnen können. Auch im Ayurveda ist die Pulsdiagnose wichtiger Bestandteil der ärztlichen Untersuchung.

Bei unklarer Pulsdiagnose untersucht der tibetische Arzt zusätzlich den Urin sowie die Zunge. Beides gilt allein für sich als zu ungenau und wird nur zur Absicherung der Diagnose eingesetzt. Bei Kindern unter acht Jahren werden zusätzlich zur Pulsdiagnose die Ohrvenen, bei Säuglingen auch die Muttermilch untersucht.

Kostbare Arzneien: die Juwelenpillen

Die Therapien der tibetischen Medizin umfassen ein breites Spektrum. Einen großen Stellenwert besitzen diätetische Maßnahmen, Umstellungen der Ernährung sowie die Vermeidung bestimmter Speisen und Getränke. Des Weiteren verordnet der tibetische Arzt Verhaltensänderungen, wie beispielsweise sich nur im Schatten aufzuhalten und während des Tages nicht zu schlafen. Zum tibetischen Behandlungskanon gehören auch Massagen, heiße und kalte Kompressen, Bäder in mineralhaltigen Quellen, Akupunktur mit Goldnadeln und Akupressur, Schröpfen sowie die Moxibustion. Dabei werden ähnlich wie bei Akupunktur und Akupressur bestimmte Punkte auf den Meridianen des Körpers durch Hitze anstatt durch Einstiche oder Druck stimuliert. Ebenso kennt die tibetische Medizin den Aderlass, der im Abendland über viele Jahrhunderte nahezu den Stellenwert eines Allheilmittels innehatte. Yoga, Atemübungen und Meditation ergänzen die so genannten externen Behandlungsmethoden.

Bedeutung in der tibetischen Medizin haben neben der Ernährungtherapie auch die Edelsteinmedizin sowie pflanzliche Arzneimittel. Letztere sind aus zahlreichen verschiedenen Heilpflanzen zusammengesetzt und werden nach überlieferten Rezepturen hergestellt. Je nach zu behandelnder Erkrankung hat der Arzt die Wahl unter Extrakten, Pillen, Pulvern und Brühen sowie mit Heilkräutern versetzter Asche, Butter und Wein. Diese Heilzubereitungen werden mit Flüssigkeit eingenommen, als Schnupfmittel, Inhalation oder mittels Einlauf verabreicht.

Die dritte Säule der tibetischen Medizin sind komplexe Arzneien aus vielen verschiedenen Mineralien, die so genannte Edelsteinmedizin und deren Juwelenpillen. Diese werden sowohl vorbeugend zur Gesundheitspflege als auch zur Behandlung bestimmter Erkrankungen verordnet. Juwelenpillen bestehen aus bis zu 165 Zutaten, darunter entgiftete metallische Stoffe wie Gold, Silber oder Quecksilber, pulverisierte Edelsteine – etwa Diamantstaub – und andere Mineralien sowie Fossilien. In den aufwändigen Heilzubereitungen enthalten sind in der Regel auch Heilpflanzen sowie tierische Substanzen. Die Herstellung von Juwelenpillen geschieht in komplizierten Prozeduren, die mehrere Wochen und oftmals Monate dauern und nur von wenigen Medizinern beherrscht werden. Dies gilt insbesondere für das Verfahren des Entgiftens.

Als die besten unter den Juwelenpillen gelten jene des »Tibetian Medical & Astro. Institute« des Dalai-Lama in Dharamsala. Sie werden in einer speziellen Verpackung mit einem Hologramm ausgegeben, um Verwechslungen und vor allem Fälschungen zu vermeiden. Frei verkäuflich sind ohnehin keine der Edelsteinpillen. Sie werden ärztlich verschrieben und nur in kleinen Mengen abgegeben, da sie nicht in großen Mengen hergestellt werden können. Vor, während und nach der Einnahme der Juwelenpillen sollte sich der Patient an bestimmte Verhaltens- und Ernährungsregeln halten, damit diese wertvolle Medizin auch zu ihrer vollen Wirksamkeit gelangen kann. So gilt, die Pillen nur in der Dämmerung und nicht bei hellem Tageslicht einzunehmen. Ebenso sollte der Patient vor und nach der Einnahme auf Alkohol, tierische Nahrungsmittel sowie auf große Anstrengungen und Geschlechtsverkehr verzichten.

Die Juwelenpillen mit der umfassendsten Wirksamkeit sind »Rinchen Dangjor« und »Rinchen Mangjor«, die unter anderem Saphir, Türkis, Smaragd, Rubin und Diamant, Gold und Silber enthalten. Aufsehen erregten diese Medizinen, als sie nach der Reaktorkatastrophe in Tschernobyl bei strahlengeschädigten Patienten mit großem Erfolg eingesetzt wurden: Mediziner vermuten, dass die Juwelenpillen die im Körper abgelagerten radioaktiven Schwermetalle mit körpereigenen Salzen gebunden und abgeführt haben. Wissenschaftlich belegt wurde diese These mangels finanzieller Mittel jedoch nie.

Der klösterliche Heilpflanzengarten

Der Höchste hat aus der Erde eine Arznei geschaffen,
und ein kluger Mann wird vor ihr nicht scheuen.
Altes Testament, Sirach, Kapitel 38, Vers 4

Klösterliche Gartenkultur stand von jeher sinnbildlich für das Leben selbst. Zum einen lieferten die Gärten alles, was direkt dazu erforderlich war – Heilmittel für die Erhaltung und Wiederherstellung der Gesundheit, Obst, Gemüse und Gewürze für die tägliche Ernährung. Zum anderen spiegelt der aktive Umgang mit Erde und Pflanzen als Teil der Schöpfung diese Synthese wider.

Der Arzneischatz der mittelalterlichen Klöster entstammt überwiegend dem Reich der Flora. Die Antike hatte der Klostermedizin beste Voraussetzungen für eine umfassende Phytotherapie hinterlassen. Heilkräftige Pflanzen hatten schließlich seit den Anfängen unserer Kultur den größten Stellenwert im Bemühen um Erhaltung und Wiederherstellung der Gesundheit: Von den Hohepriestern der alten Ägypter, den Heilkundigen der Antike über die Mönchsärzte kann so manche Arzneipflanze bis heute auf eine tausendjährige Tradition ihrer Anwendung zurückblicken.

»An Gewächsen wollen wir, dass vorhanden seien ...«

Wie ein mittelalterlicher Klostergarten angelegt war und was darin so alles unter den Händen von Bruder Gärtner wuchs, vermittelt uns der »St. Gallener Klosterplan« (s. S. 30/31). Er sieht neben dem Gemüsegarten und dem Obstgarten einen Heilkräutergarten vor, in dem sechzehn verschiedene Heilpflanzen in schachbrettartig angelegten Beeten angebaut werden sollten – pro Beet jeweils eine Pflanzenart. Diese Maßgabe diente vermutlich dazu, das Risiko von Verwechslungen beim Ernten der Arzneipflanzen einzudämmen. Denn anstatt seinen Helfern den Namen der benötigten Pflanze zu nennen, konnte der Klosterarzt einfach um eine Handvoll Kräuter vom beispielsweise dritten Beet entlang der Gartenmauer bitten. Dies erhöhte die Wahrscheinlichkeit, das Gewünschte geliefert zu bekommen, um einiges.

Der im St. Gallener Klosterplan versammelte Pflanzenreigen war allerdings keineswegs als verbindliche Richtschnur zur Bepflanzung vorgesehen. Die Namen der sechzehn Arzneipflanzen sind vielmehr erst später in den Plan eingetragen und beliebig aus der *Capitulare de villis* Karls des Großen ausgewählt worden. In der berühmten, 812 erlassenen Landgüterverordnung machte der Kaiser, selbst Pflanzenkenner und versierter Gärtner, sein persönliches Anliegen zur Reichssache. Ganz genau gab er vor, was in den Grafschaften und Klostergärten des Heiligen Römischen Reiches zu kultivieren sei: neben zahlreichen Obst- und Gemüsesorten, Küchenkräutern auch eine große Zahl von Heilpflanzen. Diese Verordnung, in der an die neunzig Pflanzen genannt sind, war für alle Klöster des Heiligen Römischen Reiches verbindlich. Und so ermöglicht uns das kaiserliche Dekret heute einen recht genauen Blick über die klösterlichen Gartenmauern: »Wir wollen, dass sich in den Gärten alle die nachgenannten Gewächse finden: Lilien, Rosen, Bockshornklee, Frauenminze, Salbei, Gartenraute, Eberraute, Gurken, Flaschenkürbis, Römischer Kümmel, Rosmarin, Gemeiner Kümmel, Kichererbsen, Meerzwiebel, Gemeine Siegwurz, Dragon, Anis, Koloquinthen, Zichorie, Laferkraut, Lattich, Schwarzkümmel, Senfkohl, Gartenkresse, Klettenwurzel, Poleiminze, Schwarzer Kohl, Petersilie, Sellerie, Liebstöckel, Sadebaum, Dill, Fenchel, Diptam, Ackersenf, Bohnenkraut, Krauseminze, Wasserminze, Rosenminze, Rainfarn, Katzenminze, Tausendgüldenkraut, Mohn, Mangold, Haselwurz, Eibisch, Rosenpappel, Möhre, Pastinak, Gartenmelde, Spinat, Kohlrabi, Kohl, Perlzwiebel, Schnittlauch, Porree, Rettich, Schalotten, Zipollen, Knoblauch, Krapp, Pferdebohne, Erbsen, Koriander, Gartenkerbel. Auf dem Dache des Gärtnerhauses soll Hauswurz stehen. An Bäumen und Sträuchern wollen wir, dass vorhanden seien: Apfelbäume verschiedener Art, Birnbäume verschiedener Art, Pflaumenbäume verschiedener Art, Vogelbeerbäume, Mispelbäume, Kastanien, Pfirsichbäume verschiedener Art, Quitten, Haselnüsse, Mandelbäume, Brom- und Himbeeren, Lorbeerbäume, Eiben, Feigen, Walnussbäume, Kirschen verschiedener Art; die Namen der Apfelsorten sind: Gozmaringer, Geroldinger, Crevedeller und Speieräpfel, süße und säuerliche, durchweg Daueräpfel; auch solche, die sich nicht aufbewahren lassen; Frühäpfel. Endlich drei bis vier Arten von Obst, das sich besonders zum Trocknen und Einmachen eignet: süßeres Frühobst zum Einkochen und spätreifes Obst.«

Auch die botanischen Namen der Pflanzen geben Aufschluss darüber, ob sie ehedem zum Repertoire des Klostergartens zählten. Denn der Zusatz »officinalis« beziehungsweise »officinale« bedeutet so viel wie »zum Kloster gehörig«. Ob Eisenkraut *(Verbena officinalis)*, Liebstöckel *(Levisticum officinalis)*, Melisse *(Melisse officinalis)*, Ringelblume *(Calendula officinalis)*, Rosmarin *(Rosmarinus officinalis)* oder Salbei *(Salvia officinalis)* – sie alle wuchsen einst im mittelalterlichen Klostergarten. Dieser wurde zum Vorbild unserer Bauerngärten: In der wohlgeordneten Anlage der Beete und der Nutzung als Mehrzweckgarten entsprechen sie bis heute dem Prototyp aus mittelalterlichen Tagen.

Oasen der Stille

Gleich einem Gärtner an einem Weinberg soll der Abt
am Seelenheil seiner Brüder arbeiten.
Anonym

Neben medizinischem und wirtschaftlichem Nutzen dienten die Klostergärten stets auch der geistigen Erbauung. Sie waren Orte der Einkehr, in denen man zur Ruhe finden und sich für eine Weile aus dem Alltag zurückziehen konnte – sei es in der stillen Betrachtung der Natur oder aber im direkten Umgang bei der Gartenarbeit. Diese galt, wovon besonders Walahfrid Strabo aus eigener Erfahrung berichten konnte, als »eines der vorzüglichsten Kennzeichen des friedlichen Daseins«. Freilich sollte, wie Strabo seinen Brüdern riet, das Gärtnertum nicht zum Müßiggang geraten, sondern seine Vorzüge vielmehr durch tägliche Arbeit erfahren werden - Gartenbau mithin dem körperlichen wie geistigen Ausgleich dienen.

Dass die Pflege des Gartens im Vergleich zu den Schwierigkeiten des weltlichen Lebens eine segensreiche Beschäftigung sein kann, erkannten auch andere Ordensleute: »Was mich betrifft, so wollte ich viel lieber Tag für Tag zu gewissen Stunden Handarbeit verrichten, als dass ich unter der Unruhe und Wirrnisse fremder Prozesse leide, weil ich weltliche Streitigkeiten entscheiden muss«, notierte Augustin, ein Kollege Walahfrid Strabos in seinem Buch *Über die Handarbeit der Mönche.* Neben dem Gartenbau existierte für den Ordensmann »kein größeres und wunderbareres Schauspiel und keines, bei dem sich der menschliche Verstand in einem gewissen Sinn besser unterhalten könnte«.

Die Huldigungen dieser Idylle verfolgten allerdings noch ein anderes Ziel. Gartenarbeit war auch und vor allem wirksames Gegenmittel gegen die »Unlust der Seele und Übung zur Askese«, denn »der arbeitende Mönch wird von einem, der müßige aber von unzähligen Teufeln geplagt«. Im Klartext, die anstrengende Gartenarbeit sollte die Mönche von törichtem und, wichtiger noch, lästerlichem Denken und Treiben abhalten: »Jeder Faule ist voller Verlangen, wer aber einen Garten umspatet, kann auch nichts Törichtes treiben.« Schließlich fällt, wer den ganzen Tag im Schweiße seines Angesichtes gearbeitet hat, abends müde und zufrieden in sein Bett ...

Vom rechten Zeitpunkt

Der Löwenanteil der pflanzlichen Medizinen entstammte klostereigenem Anbau. Damit wurden die Ordensleute vollauf der benediktinischen *Regula* gerecht, nach der sich alles Nötige innerhalb der Klostermauern befinden sollte: »So sind die Mönche nicht genötigt, draußen herumzulaufen, denn das ist für ihre Seelen durchaus nicht zuträglich.« Nicht übersehen werden darf dabei, dass die Eigenwirtschaft der Klöster nicht nur das Seelenheil, sondern vielmehr auch die klösterliche Kasse schonte.

Unter den Zutaten für die klosterärztlichen Arzneien befanden sich auch so manche wild wachsenden Pflanzen. Ein Grund, weshalb beispielsweise Kamille oder Baldrian nicht in den klostergärtlichen Bepflanzungsplänen oder Schriften wie dem *Hortulus* auftauchen: Sie wurden nicht kultiviert, sondern in der freien Natur gesammelt. Hierfür finden sich in den Arzneimittel-Schriften der Klöster zahlreiche Anweisungen. Diese zielten vor allem darauf ab, die Pflanze dann zu sammeln, wenn die Konzentration ihrer wirksamen Inhaltsstoffe am stärksten war – ein Indiz unter vielen für die profunden botanischen und pharmakologischen Kenntnisse der mittelalterlichen Klostermedizin.

Im Benediktinerkloster Andechs in Oberbayern war man beispielsweise der Ansicht: »Eine Abhandlung über die empfehlenswerten einfachen Arzneien ist von der Vernunft her notwendig, damit man weiß, wann Wurzeln, wann Blüten und Samen gesammelt werden müssen. ... Drogen nämlich, die zu einer bestimmten Zeit gesammelt wurden, wirken sehr abführend, während sie, zu einer anderen Zeit eingesammelt, wenig oder gar nicht abführend wirken. So erhalten bestimmte Pflanzen infolge der Sammelzeiten ihre Heilwirkung, während sie zu einer anderen Zeit ihre Kraft zur Gänze verlieren, wie jene, die vor der Reifezeit eingesammelt werden.«

Neben den in den Herbarien aufgeführten Hinweisen zum richtigen Zeitpunkt der Heilkräuterernte entwickelten sich eigene Kräutersammelkalender, in denen für jeden Monat die jeweils zu sammelnden Arzneipflanzen aufgeführt wurden – unverzichtbares Rüstzeug der Kräuterweiber, die von Wald und Wiesen die Zutaten für die klosterärztlichen Heilzubereitungen herbeischafften.

Der Forschereifer der Ordensleute stieß allerdings ebenso wie deren medizinisches Engagement stets auf einige Kritik seitens der klerikalen Oberhäupter. Auch das Sammeln heilkräftiger Pflanzen wurde angesichts des heidnischen Aberglaubens, der sich seit jeher um die Pflanzenwelt rankte, mit Skepsis bedacht: »Beim Sammeln medizinischer Kräuter rettet auch nur das Glaubensbekenntnis und das Vaterunser« warnte beispielsweise der Bischof von Worms im Jahre 1020 seine Schäfchen.

Heilkräftige Zuzügler

Viele Pflanzen, die in unseren Breiten ursprünglich nicht heimisch waren, brachten die Benediktiner bereits im frühen Mittelalter über die Alpen: In den Gärten ihrer Ordensgemeinschaften sprossen so manche botanische Fremdlinge aus mediterranen Gefilden – in denen

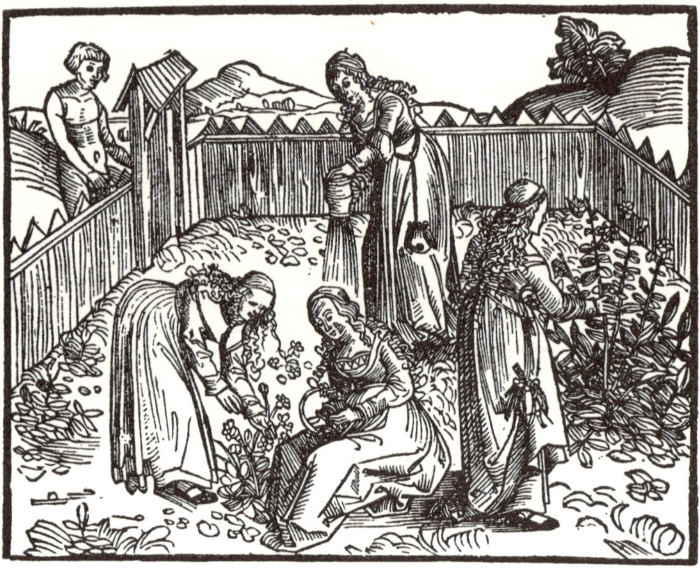

Der umzäunte Garten (Holzschnitt von 1512)

auch das Stammkloster Montecassino liegt. Neben den Benediktinern machten sich auch die Zisterzienser um den Gartenbau verdient. Bei der Gründung von Tochterklöstern hatten die Zisterziensermönche in ihrem Gepäck stets auch Samen und Sprösslinge für die neu anzulegenden Gärten. Von diesen aus fanden die klösterlichen Pflanzen dank Wind und Vogelschnäbeln alsbald Eingang in die Gärten benachbarter Dörfer. Nicht umsonst begegnen uns noch heute in der Nähe alter Klöster und Klosterruinen Pflanzen, die ursprünglich in den Klostergärten angebaut wurden.

Fehlte im hauseigenen Garten eine Arzneipflanze, forderte man diese von den Ordensbrüdern nahe gelegener anderer Klöster an oder tauschte untereinander Schösslinge und Wurzeln der jeweils benötigten Pflanzen aus. So schrieben im 12. Jahrhundert die Mönche von Benediktbeuern an den Abt des Klosters Tegernsee: »Wir bitten Deine Geneigtheit in jeder Form des Gehorsams Teuerster, dass Du ohne Zögern Samen oder Wurzeln heilkräftiger Kräuter, welche bei Euch vorhanden sind, Deinen Brüdern schickst.«

Angesichts der klimatischen Bedingungen waren die mittelalterlichen Klöster allerdings nicht ganz unabhängig von der Einfuhr exotischer Produkte. Wie aus erhaltenen Rechnungen hervorgeht, finden sich unter den Heilpflanzen, derer sich die Klosterärzte bedienten, auch weitgereiste Vertreter der Flora: unter anderem Pfeffer, Weihrauch, Aloe vera, Ingwer, Galgant, Myrrhe sowie der in Antike wie Mittelalter als Gewürz wie Heilmittel hochgeschätzte Kalmus.

Die Herbarien

Diese Traktate nennen die Gewächse und Heilkräuter, aus denen die Medikamente zu bereiten sind. Ferner lehren sie, wie diese Kräuter im Klostergarten zu pflanzen und zu pflegen sind.
Cassiodor Senator, römischer Politiker und Gelehrter,
um 490–583 n. Chr.

In den klösterlichen Heilkräutergärten steckte umfassendes Wissen, basierend auf der jahrtausendealten Heilpflanzenkunde der Antike, die bis zu den Ägyptern und Babyloniern zurückreicht. Diese Kenntnisse und die von den Klöstern selbst gesammelten Erfahrungen hinsichtlich Anbau, Wirkung und Anwendung von Arzneipflanzen wurden in den Herbarien niedergelegt. Das älteste dieser Kräuterbücher ist der *Pseudo-Apuleius*, datiert auf das 4. Jahrhundert.

Die Studien der mittelalterlichen Mönchsärzte entsprangen nicht nur allein einem botanischen, sondern vielmehr einem pharmazeutischen Interesse. Dies zeigt sich daran, dass die Herbarien neben den zur Bestimmung der Pflanzen erforderlichen Angaben stets auch Kommentare zu deren Heilwirkungen enthalten.

Im Unterschied zu den im folgenden Kapitel vorgestellten Rezeptsammlungen finden sich in den Herbarien wenige bis keine Rezepturen für Arzneien aus den darin benannten Pflanzen. Aufgabe der Herbarien war es, ihren Lesern das Auffinden medizinischer Pflanzen zu ermöglichen und sie über deren Eigenschaften und Wirkungen zu unterrichten.

Zur eindeutigen Bestimmung der Arzneikräuter nennen die Herbarien Standort, Wachstum, Größe und Aussehen der einzelnen Pflanzenteile sowie Geruch und Geschmack, meist im Vergleich mit anderen bekannten Pflanzen. Die erstaunliche Exaktheit dieser Beschreibungen, auch hinsichtlich der pharmazeutischen Eigenschaften, zeugt von dem hohen Niveau der klosterärztlichen Kenntnisse über Arzneipflanzen. Im Dienste der Didaktik bemühte man sich, die beschriebenen Pflanzen auch optisch darzustellen: Die Gepflogenheit, botanische Werke zu illustrieren, geht auf das 4. vorchristliche Jahrhundert zurück. Allerdings lassen die Zeichnungen der Herbarien so manches Mal Genauigkeit vermissen – eine naturgetreue Wiedergabe bringt erst das Spätmittelalter. So sind die Darstellungen teils stark vereinfacht, teils zum Märchenhaft-Fantastischen verändert, und die Pflanzen als Tiere oder Menschen dargestellt, mit denen man sie der volkstümlichen Auffassung nach verbunden sah. Bekannt in diesem Zusammenhang sind vor allem Illustrationen der Alraune (*Mandragora officinalis*).

Vielfach wurden die Pflanzen auch nicht abgebildet, sondern im getrockneten Zustand in das Buch eingeklebt und durch Bemerkungen über ihre Wirkungen am Rande der betreffenden Seite kommentiert.

Bei aller Präzision, die man in den Skriptorien an den Tag legte, gab es ein beträchtliches Durcheinander, was die Pflanzennamen betraf. Vergleicht man die mittelalterlichen Pflanzenglossare, wird offenbar, was bereits deren Verfassern und umso mehr heutigen Medizinhistorikern Kopfzerbrechen bereitet: Die Namen, mit denen ein und derselbe Vertreter der Flora bezeichnet wird, sind keineswegs einheitlich, sondern zeigen eine enorme Variationsbreite. Unter einem identischen Begriff wurden vollkommen unterschiedliche Pflanzenteile oder ganze Pflanzen verstanden. Ein botanisches System, das eine allgemein verbindliche Nomenklatur zugrunde legt, schuf erst Carl von Linné im Jahr 1753. Bis dahin herrschte Begriffsverwirrung bei den Pflanzennamen, je nach Autor, verwendeter Quelle und Region verschieden. Ganz abgesehen von den Wortschöpfungen, die der eigenen Kreativität der jeweiligen Verfasser entstammten.

Von der philologischen Verlegenheit zeugt beispielsweise der Terminus »Primula veris«. Dieser bezog sich keineswegs nur auf die Schlüsselblume, sondern tauchte auch für andere Frühlingsblumen, etwa das Gänseblümchen *(Bellis perennis)* oder die Braunelle *(Prunella vulgaris)* in den Schriften auf.

Im Folgenden eine Übersicht über die wichtigsten Pflanzenbücher, aus denen sich die klosterärztliche Praxis speiste – jener Grundstock, auf dem später die Schriftwerke eines Tabernaemontanus, Leonhart Fuchs, Hieronymus Bock oder Brunfels, um nur einige Berühmtheiten der Botanikerelite zu nennen, aufbauten.

Der *Hortulus*, ein »botanisch-pharmazeutisches Kulturdenkmal«

Nun braucht es Dichtertalent, Erkenntniss und Schönheit der Rede, um zu verkünden die Namen und Kräfte so reichlicher Ernte, dass auch das Kleine dadurch mit hoher Ehre sich schmücke.
Aus dem *Hortulus*

Das berühmteste unter den zahlreichen Herbarien ist das *Liber de cultura hortorum* des Benediktiners Walahfrid Strabo: ein botanisches wie literarisches Meisterwerk und bedeutendstes Zeugnis der frühen Geschichte des Gartenbaus in Deutschland. Der dem Kloster Reichenau vorstehende Abt verfasste sein 444 lateinische Hexameter-Verse enthaltendes Lehrgedicht vermutlich in den Jahren zwischen 812 und 849 an der Fuldaer Klosterschule. Die dichterischen Fähigkeiten Strabos waren ganz offensichtlich von der *Capitulare de villis* inspiriert, denn die Pflanzen, die er beschreibt, finden sich allesamt in der karolingischen Landgüterverordnung wieder. Strabo widmete sich diesen Pflanzen vor allem ihrer Heilkräfte wegen, denn er beschreibt jeweils auch deren therapeutischen Eigenschaften. Und so sind diese Verse von hohem medizingeschichtlichen Wert und werden nichtumsonst als »botanisch-pharmazeutisches Kulturdenkmal« gepriesen.

Dieses stützt sich zwar, vor allem bei den pharmakologischen Wirkungen der Pflanzen, auf die klassischen Quellentexte der Klostermedizin, doch Strabo bedient sich keineswegs nur bei antiken Autoren. Vielmehr legt er seinen Versen stets auch seine aufgrund eigener

Beobachtung gewonnenen Erkenntnisse zugrunde. Denn anders als die *Capitulare de villis*, die nur Pflanzen auflistet, ohne jedoch im Einzelnen auf sie einzugehen, bezieht sich Walahfrid auf die erlebte Wirklichkeit der Pflanzenwelt vor der Tür seiner Abtswohnung auf der Reichenau. Von dem subtilen Wirklichkeitssinn Strabos, der sich in der bemerkenswerten Genauigkeit seiner Beschreibung widerspiegelt, zeugen zahlreiche Passagen des *Hortulus*. So beispielsweise die einführenden Empfehlungen zum Gartenbau – wie man »ruhende Schollen« in einen Garten verwandelt: »Zerreiße die Schlingen der regellos wuchernden Nesseln, und vernichte die Gänge, bewohnt von dem lichtscheuen Maulwurf, Regenwürmer dabei ans Licht des Tages befördernd.« Schließlich und endlich möge »Nährstoff des kräftigen Mistes darauf in den Boden gestreut« werden. Wer so verfährt, dem sind die Früchte seiner Arbeit gewiss: »Mein Garten hat von dem, was man ihm einst vertraute, nichts ohne Hoffnung auf Wachstum untätig im Boden verschlossen.« Allerdings, gibt der Verfasser des *Hortulus* zu bedenken, lernt man dies nur, indem man selbst zu Schaufel und Hacke greift: »Dies entdeckte mir nicht allein Lektüre, die schöpft aus den Büchern der Alten: Arbeit und eifrige Neigung vielmehr, die ich vorzog der Muße, Tag für Tag, haben mich dies gelehrt durch eigne Erfahrung.«

Pseudo-Apuleius

Das vermutlich bereits im 4. Jahrhundert entstandene und damit älteste Kräuterkompendium war zugleich eines der beliebtesten des europäischen Mittelalters. Der *Pseudo-Apuleius* behandelt 131 Pflanzen, die jeweils illustriert und mit Angaben zu ihren Heilanzeigen und kurz gefassten Rezepturen zur Anwendung versehen waren. Wer der Verfasser dieses Herbars war, ist unbekannt. Historiker vermuten in ihm weniger einen praktizierenden Arzt als vielmehr einen medizinisch interessierten Laien, da der Text des *Pseudo-Apuleius* neben antikem Wissensgut zahlreiche volksmedizinische Passagen enthält.

Macer floridus

Ein 76 Pflanzen umfassendes Herbar, von dem französischen Mönchsarzt Odo von Meung im 10. Jahrhundert in Versform niedergeschrieben. Der Ordensmann, der in einem Kloster an der Loire lebte, baute sein Werk vor allem auf den Schriften von Dioskurides, Plinius und Galen sowie dem *Hortulus* auf. Der *Macer*-Text diente seinerseits wiederum so manchen Kräuterbüchern als Quelle und wurde als in ganz Westeuropa populärer Leitfaden noch Jahrhunderte nach seiner Entstehung in andere Sprachen übersetzt.

Circa instans
Mit diesem Werk erreicht die mittelalterliche Pflanzenheilkunde und Pharmakologie ihren Höhepunkt. Sein Verfasser, Nicolaus Salernitanus, der an der berühmten Schule von Salerno tätig war, beschreibt darin erstmals sowohl die botanischen wie die pharmakologischen Merkmale der Heilpflanzen. Von der genauen Benennung über Aussehen, Vorkommen, Standort, bester Erntezeit und Lagerung sowie den zu verwendenden Pflanzenteilen geht er über zu den jeweils gesondert dargestellten »Tugenden« der Arzneipflanze – ihren jeweiligen Anwendungsgebieten, ergänzt durch Hinweise zur Bereitung der Rezepturen.

Die *Circa instans* hat gemeinsam mit dem *Antidotarium Nicolai*, auf dessen Rezepturen Nicolaus Salernitanus immer wieder verweist und das im folgenden Kapitel noch genauer behandelt wird, entscheidend zur Entwicklung des Berufsstandes der »apothecarii«, der Apotheker, beigetragen: Beide schufen erstmals jenen Standard, der die Verbreitung des Apothekerwesens im gesamten Abendland ermöglichte.

Die Anfänge der Pharmazie

Überall geht ein frühes Ahnen dem späten Wissen voraus.
Alexander Freiherr von Humboldt,
1769–1859

Wie bereits angeklungen, trugen die Herbarien entscheidend zum wissenschaftlichen Fortschritt auf dem Gebiet der Botanik und der Pharmakologie bei. Indem sie die aus vergangenen Tagen überlieferten Kenntnisse weitergaben, waren sie zwar einerseits konservativ, andererseits führten sie aber bis dato ungebräuchliche Arzeipflanzen ein und nannten neue Heilanzeigen. Der Forschereifer jener ersten Phytopharmakologen verschaffte dem Wissen um die »Tugenden der Arzeneypflanzen« ein hohes Ansehen.

So hat die pharmazeutische Industrie ihren eigentlichen Ursprung in den Klöstern, die aus den Heilpflanzen ihrer Gärten verschiedenste Arzneizubereitungen fertigten. Eine Tradition, die sich bis in die Neuzeit hielt: Im Jahr 1659 stellte beispielsweise das florentinische Dominikanerkloster erstmals das China-Elixier aus der Chinarinde her, ein fiebersenkendes Mittel, das die Therapiegeschichte revolutionieren sollte.

Warmes gegen Kaltes, Trockenes gegen Feuchtes: die Qualitätenlehre

Zur pharmakologischen Begründung der Wirkung von Heilpflanzen zogen die Verfasser der mittelalterlichen Kräuterbücher überwiegend die von Galen begründete Qualitätenlehre heran. Galen schöpfte aus dem Wissen seiner Vorbilder, unter anderem Hippokrates und Aristoteles, ergänzte und bereicherte deren Werk allerdings auch durch eigene Erkenntnisse aus seinen umfangreichen Forschungen. Der Wissenschaftler, der lange Zeit in Rom wirkte, war sich seiner Leistungen sehr wohl bewusst und maß ihnen, nicht unbescheiden, enorme Bedeutung bei: »Wer gleich mir durch Taten und nicht durch kunstvolle Reden berühmt werden will, der braucht nur mühelos zu übernehmen, was von mir in emsiger Forschung während meines ganzen Lebens zusammengestellt worden ist«, notierte er kurz vor seinem Tod.

Galens Qualitätenlehre basiert auf der Vorstellung, dass alles in der belebten Natur stets aus den vier Elementen Luft, Wasser, Feuer und Erde zusammengesetzt ist, wenn auch in oftmals sehr unterschiedlichem Verhältnis. Jedem Element sind verschiedene Qualitäten zugeordnet, durch Adjektive wie etwa »heiß«, »trocken« oder »feucht« benannt. Diese auf die aristotelische Naturphilosophie zurückgehende Elementenlehre ist auch Grundlage für die Lehre von den vier Säften, die im menschlichen Körper wirken: Den vier Grundbausteinen Feuer, Wasser, Erde und Luft entsprechen in der Medizin die vier Säfte Blut, Schleim, schwarze Galle und gelbe Galle. Die Vier-Säfte-Lehre prägte von der Antike an über viele Jahrhunderte den Krankheitsbegriff und ist auf S. 110f. genauer dargestellt.

Was die Kategorisierung von Substanzen nach ihren Qualitäten nun so komplex, für unser heutiges Empfinden eher verwirrend macht, sind deren Unterteilungen. Da gibt es zum einen eine Fülle von Übergängen, also beispielsweise feucht-warme Qualitäten. Zum anderen wurden so genannte Grade, die Geschmacksrichtungen sauer, salzig, bitter und süß, unterschieden. Ebenso berücksichtigte man die uns heute geläufigen Heilwirkungen eines Arzneimittels wie beispielsweise abführend oder entzündungshemmend. Alle diese Schemata wurden einer Schablone gleich bei jeder Pflanze angelegt. Beispielsweise wird schwarzer Pfeffer in den Herbarien im ersten Grad als heiß, im zweiten Grad als trocken beschrieben. Tatsächlich empfindet man die Pfefferschärfe auf der Zunge zunächst als heiß und nach einer Weile folgt eine Trockenheit, die Durst auslöst. Nach dieser Manier lassen sich über jede Pflanze, aber auch über jede Substanz mineralischer oder tierischer Abkunft eine Fülle von Aussagen hinsichtlich ihrer Eigenschaften treffen. Von diesen »Steckbriefen« ausgehend, lassen sich dann die zur Behandlung einer bestimmten Erkrankung geeigneten Arzneimittel zusammenstellen. Der Elementenlehre zufolge enthalten sowohl der menschliche Organismus wie auch die Stoffe zur Heilung seiner Erkrankungen die gleichen Qualitäten. Eine Krankheit, die durch zu viel Kälte verursacht war, musste demgemäß mit einer Substanz behandelt werden, die im Körper Wärme erzeugt. Zur Behandlung von Erkältungen sind dementsprechend warm machende Substanzen indiziert, wie sie die Arzneibücher auch vorsehen: Ingwer, Pfeffer oder Rettich sind vielfach empfohlene Medizinen. War ein Organ durch Trockenheit beeinträchtigt, bedurfte es wiederum feucht machender Stoffe. Diesem Prinzip folgend, konnte man auch mehrere Substanzen zu Arzneien zusammenstellen, deren Zutaten sich gegenseitig in ihrer Wirkung verstärken: Darauf beruht das Konzept der Synergie, wonach die Kombination mehrerer Substanzen wirksamer ist als die Anwendung der einzelnen Stoffe und das im Wesentlichen auf Galen zurückgeht. Ihm zu Ehren wird die Lehre von der Entwicklung und Herstellung von Arzneizubereitungen Galenik genannt und Arzneimittel, die Wirkstoffe in ihrer natürlichen Zusammensetzung enthalten, Galenika.

Wirkstoffsuche im Mittelalter

Lernet die Eigenschaften der Kräuter und die Mischungen der Arzneien kennen.
Cassiodor Senator, römischer Politiker und Gelehrter,
um 490–583 n. Chr.

Unerlässlich für eine Anwendung am Menschen ist die gründliche Kenntnis und Untersuchung dessen, was uns die Natur an Heilmitteln bereitstellt – zu Zeiten der Klostermedizin ebenso wie heute.

Dass Kräuter vielerlei Eigenschaften haben können, die es kennen zu lernen gilt, war – wie das Zitat von Cassiodor belegt – den mittelalterlichen Heilkundigen wohl bewusst. Sicherlich auch, dass Pflanzen in sich ein Gemisch verschiedener Stoffe bergen und ihre Wirksamkeit vielfach erst aus deren Zusammenspiel resultiert. Ebenso muss man gewusst haben, dass mögliche schädliche Wirkungen eines Pflanzenstoffs durch die Kombination mit anderen ausgeglichen oder gemildert werden können. Dies zeigt das Beispiel des Löwenzahns (*Taraxacum officinale*), der von den Klosterärzten zur Entwässerung und Entschlackung eingesetzt wurde. Eine Anwendung, die sich bis heute erhalten hat und die angesichts des hohen Kaliumgehaltes von Löwenzahn eine gute Wahl ist: Was der Körper durch den Wasserverlust an Kalium verliert, wird ihm durch die Heilpflanze wieder ersetzt. Moderne synthetische Präparate zur Entwässerung und Entschlackung dagegen reduzieren oftmals den körpereigenen Kaliumhaushalt derart, dass der Mangel durch die Gabe von Kaliumpräparaten ausgeglichen werden muss.

Um den therapeutisch wirksamen Inhaltsstoffen einer Arzneipflanze auf die Spur zu kommen und ihr so das Geheimnis ihrer Wirksamkeit zu entlocken, stehen uns heute die Analysemethoden der modernen Wissenschaft zur Verfügung. Den Mönchen fehlten jedoch diese medizintechnischen Hilfsmittel. Sie waren darauf angewiesen, über Jahre hinweg Erfahrungen zu sammeln und so die verschiedenen Eigenschaften der von ihnen verwendeten Kräuter nach und nach kennen zu lernen. Entsprechend konzentrierte sich ein Klostermediziner in der Regel auch auf nur eine einzige Pflanze, deren Wirkungen und Anwendungsmöglichkeiten er ausführlich studierte und probierte. Dabei ging das Probieren keineswegs über das Studieren. Die mittelalterlichen Pflanzenkundler berücksichtigten nicht nur die von ihnen gewonnenen Erkenntnisse, sondern auch die über viele Jahrhunderte hinweg gemachten Beobachtungen der Kollegen – wofür das eingehende Studium der aus der Antike überlieferten Schriften unerlässlich war.

Die in den Herbarien niedergelegten, durch empirische Beobachtung und Literaturstudium erlangten Erkenntnisse über Heilpflanzen haben ohne Zweifel Lücken und bergen so manchen Trugschluss. Allerdings ist auch heute von so einigen Arzneimitteln nicht bekannt, worauf ihre Wirksamkeit beruht, da sie sich nicht unmittelbar aus den Inhaltsstoffen erklären lässt. Damit bewegen wir uns heute in einem vergleichbaren Dilemma wie die Medizin des Mittelalters.

Worüber sich heute nur spekulieren lässt, ist, wie sich das »Probieren« der klösterlichen Forscher im Einzelnen gestaltete und wie die Eigenschaften einer Heilpflanze am Menschen getestet wurden. Zweifelsohne stellten sich bei der Suche auch so manche Probleme ein, indem die vermutete Wirkung ausblieb, oder schlimmer noch, sich gar ein unerwünschter Effekt einstellte. Erfahrungswerte alleine gereichen nun mal nicht zum Wirksamkeitsnachweis. Glücklicherweise sind wir auch nicht mehr darauf angewiesen, sondern können Arzneipflanzen anhand des heutigen wissenschaftlichen Standards bewerten.

Die Wässer des Lebens

Sehr versiert waren die Ordensleute auch in der Kunst des Destillierens – wo sollte Geistvolles auch besser hergestellt werden als in den Klöstern, den Stätten der Spiritualität.

Die zur Destillation verwandte Technik entsprang dem Bestreben, das geistige Prinzip der Pflanze zu isolieren, von der Materie zu befreien und zu verdichten. Solcherart hergestellte Destillate wurden als Lebenselixiere und entsprechend als Wässer des Lebens gehandelt. »Es verswint im an allem schaden welcherlai der mensch kranckhait hat, wendet alles sichtumbs inwendig getruncken, hailt all wunden dar aufgesprengt, wendt die aussetzigkeit die sich erst erhebt in ainem menschen, vertreibt all fieber dem menschen, wer sich salbt nach dem pad« – soweit aus einem spätmittelalterlichen Destillationsrezept zur umfassenden Wirksamkeit.

Die »Aquae vitae« wurden als Arznei verwandt und dienten gleichzeitig als Basis für andere, noch komplexere Destillate wie unter anderem dem »Elixir vitae«, dem man eingedenk seiner Effekte nachsagte, es sei »mehr göttlich als menschlich«.

Bis heute sind zahllose der Wässer des Lebens, einerlei, ob mehr zur Pflege der Gesundheit oder des Gaumens kreiert, mit dem Namen von Klöstern und Abteien verbunden: etwa die Liköre der Kartäuserklöster der Grande Chartreuse oder die Bitter und Geister der Benediktinerklöster Ettal und Beuron, um nur einige zu nennen. Nicht vergessen sei – wenn auch ein wesentlich jüngeres Produkt klösterlicher Destillationskunst – der Klosterfrau Melissengeist, schließlich war er »nie so wertvoll wie heute«. Das berühmte Elixier verdankt seinen Ursprung der 1775 geborenen Maria Clementine Martin, die als Klosterapothekerin im Orden der Unbeschuhten Carmeliterinnen auch in »die Kunst, das ächte Carmeliter- und Melissenwasser zu verfertigen« eingewiesen wurde. Mit diesen und anderen pharmazeutischen Kenntnissen sowie gutem Geschäftssinn ausgestattet, gründete die Klosterfrau schließlich 1826 in Köln ein Unternehmen zur Herstellung jenen Geistes, der nahezu weltweite Bekanntheit erlangen sollte.

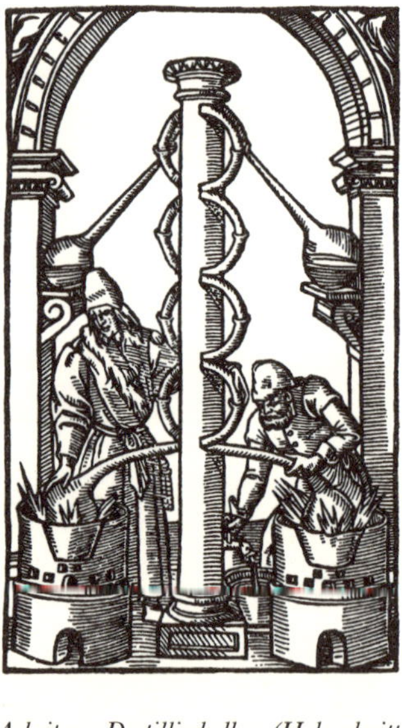

Arbeit am Destillierkolben (Holzschnitt aus dem 16. Jahrhundert)

Abgesehen von diesem bis heute so populären Erzeugnis der »Vergeistigung« ist die Destillation ein weiteres Exempel dafür, dass sich die klösterliche Heilkunde keineswegs nur auf dem antiken Erbe ausruhte, sondern selbst aktiv zur medizinischen Entwicklung beitrug.

Im Garten der Gesundheit

Da der Heilmittelschatz der monastischen Medizin größtenteils pflanzlich war , ist die Palette der »Arzeneygewächse«, derer sich die Klosterärzte bedienten, weit gefächert.

Manches, was im klösterlichen »Gährtlin der Gesundheit« gedieh, ist zwar aus dem heutigen Therapiekanon verschwunden, die meisten der Pflanzen werden jedoch noch immer medizinisch angewendet. Viele der aufgeführten Pflanzen sind hinsichtlich ihrer Inhaltsstoffe erforscht und auf ihre therapeutische Wirksamkeit wissenschaftlich geprüft.

Oftmals stimmen auch die Indikationen, bei denen die Medizinen aus der Natur Einsatz fanden, miteinander überein. Thymian zum Beispiel, der heute offiziell in der Roten Liste gegen Katarrhe der oberen Luftwege und Symptome der Bronchitis empfohlen wird. Auch die Klosterärzte verabreichten ihren Patienten bei diesen Beschwerden Tees mit Thymiankraut. Gleiches trifft für Fenchelöl und Melissenblätter zu. Ersteres setzte man gegen Erkältungskrankheiten der Atemwege, Letzteres bei Magen-Darm-Beschwerden ein – im Mittelalter wie heute. Ein weiteres Beispiel bietet die Süßholzwurzel, die in der Klostermedizin als Heilmittel gegen »Schmerzen des Leibesinneren«, allen voran Magen- und Darmbeschwerden, empfohlen wurde. Im 21. Jahrhundert lautet die offizielle Indikation für Extrakte aus Süßholzwurzel »funktionelle und motilitätsbedingte Magen Darm Störungen, Gastritis, Magen- und Darmkrämpfe«.

Die wissenschaftliche Spurensuche hinsichtlich des therapeutischen Nutzens der pflanzlichen Arzneien von anno dazumal hat gerade erst begonnen – die Recherche in den Offizinen der klösterlichen Apotheken wird noch einiges an Überraschungen bringen.

Der folgende Spaziergang im klösterlichen Heilkräutergarten beschränkt sich auf jene Arzneipflanzen, die auch heute medizinisch angewendet werden. Im Anhang S. 200f. findet sich eine Übersicht über die weiteren Pflanzen, die in der Klostermedizin häufigen Einsatz fanden.

Andorn *(Marrubium vulgare L.)*

Duftet er süß, so schmeckt er nicht süß. Doch vermag er zu lindern arge Beklemmung der Brust, geschluckt als bitteres Tränklein, ganz besonders dann, wenn er heiß vom Feuer geschlürft wird und man sich zwingt, nach dem Mahl davon becherweise zu trinken. Sollten dir Stiefmütter je feindselig bereitete Gifte mischen in das Getränk oder trügerischen Speisen verderblich Eisenhut mengen, so scheucht ein Trank des heilkräftigen Andorns, unverzüglich genommen, die drohenden Lebensgefahren.

Aus dem *Hortulus*

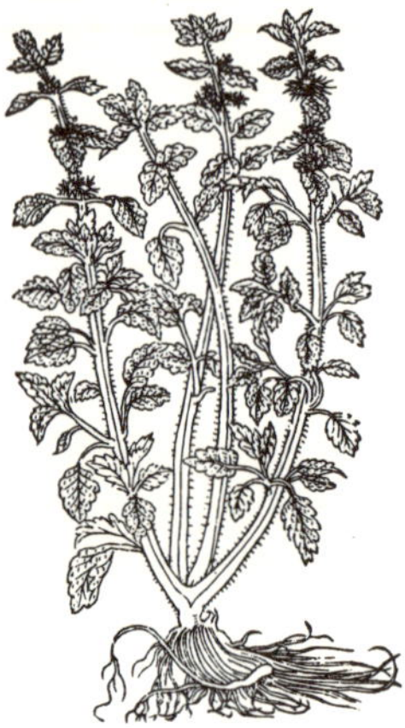

Seit hippokratischen Zeiten ist er »officinell«, mithin also eine Heilpflanze, die jede Apotheke in ihrem Arzneimittelsortiment zu führen hatte. Diesem Stellenwert entsprechend zahlreich ist der Andorn im *Lorscher Arzneibuch* (S. 133f.) gegen die verschiedensten »Malhaisen« vertreten: als Zutat eines Pflasters, anzulegen auf von der Gicht betroffene Gliedmaßen, oder aber Andornblätter gerieben auf vier Schalen Wein bei Auswurf und Erbrechen von Blut. Eine weitere Rezeptur legt Andorn in einer Mischung mit Ingwer, Ysop und Honig Patienten mit chronischem Husten, vor allem jenen, die »schon die Hoffnung aufgegeben haben«, nahe. Interessant ist eine Anwendung bei »Schmerz und Schwellung der Brüste«, möglicherweise Mastopathie, die vorsieht, Andornblätter fein zu zerstoßen, mit »firnem« – soll heißen ranzigem – Schweinefett sorgfältig zu mischen und auf die schmerzenden und geschwollenen Stellen aufzutragen. Ebenso dienten die Blätter als Trank gegen innere Abszesse, die Plinius »Spei-Geschwüre« nannte: »Man tut ein rohes Ei in ein Gefäß, füllt die leere Eierschale mit Andornsaft und schüttet ihn dazu.« Wollte man Körperflecken entfernen oder Aussatz kurieren, wurde angeraten, in Essig gekochte Andornblätter auf die betroffenen Hautpartien aufzulegen.

Heute wird der ursprünglich im mediterranen Raum beheimatete Lippenblütler meist nur noch als Homöopathikum, überwiegend zur Anregung der Gallensaftsekretion, eingesetzt. Diese Heilanzeige geht zurück auf den hohen Gehalt an Bitterstoffen, auf den bereits der botanische Name des Andorns hinweist – marrium bedeutet bitter – worauf sich auch Strabo mit dem Passus »bitteres Tränklein« bezieht. Darüber hinaus findet der Andorn heute noch als Tee pur oder in Teemischungen gegen Beschwerden der Gallenblase sowie Husten Anwendung.

Für einen Andorntee 2 gehäufte Teelöffel Andornkraut mit 1/4 l kochendem Wasser übergießen, 3 bis 5 Minuten ziehen lassen, abseihen und 3 bis 5 Tassen pro Tag trinken.

Hier noch eine Teemischung: 20 g Andornkraut, 10 g Pfefferminzblätter, 10 g Löwenzahnwurzel und 10 g Wermutkraut, jeweils getrocknet, mischen. 2 Teelöffel davon mit 1/4 l kochendem Wasser übergießen und 10 Minuten zugedeckt ziehen lassen. Davon 3-mal täglich 1 Tasse schluckweise und mäßig warm, nicht heiß, trinken.

Anis *(Pimpinella anisum L.)*

Das Gesicht verbessert Anis und stärket den Magen. Und je süßer er ist,
je mehr ist er heilsam dem Körper.
Aus dem *Regimen sanitatis salernitanum*

Der *Papyrus Ebers*, eine umfassende Rezeptsammlung der altägyptischen Medizin, nennt ihn »inset« und empfiehlt ihn gegen eine Vielzahl von Erkrankungen. Den Hippokratikern wie auch Dioskurides und Plinius galt Anis als »anitekos«, als unübertrefflich beim Heilen, allen voran von Husten und als Gegengift bei Schlangen- und Skorpionbissen. Die Wertschätzung ihrer antiken Kollegen für den aus dem Orient stammenden weiß blühenden Doldenblütler teilten auch die Klosterärzte. Nicht zuletzt hatte auch Karl der Große den Anbau von Anis in seiner *Capitulare* ausdrücklich angeordnet: Anis war in der Klostermedizin als Heilmittel wie Gewürz gleichermaßen bedeutsam. Die *Circa instans* hat die aromatisch duftende Pflanze im Repertoire und Hieronymus Bock widmete ihr in seinem *New Kreütterbuch* folgende Passage: »Aenis samen oder ein confect daruon/ ist nicht allein lieblich/sondern auch sehr nützlich/all denen so einen bösen stinkenden Atem haben/stillet schmertzen vnnd Grimmen/das aufstoßen und kluxen/vertreibet in summa alle presten und blähung des Magens und der Lungen/stillet den weißen fluß.«

Die bereits in der Antike praktizierte Anwendung von Anissamen gegen Husten hat sich bis heute erhalten. Auch gegen das von Bock erwähnte »Aufstoßen, Kluxen und Blähen« kommen die Samen aufgrund ihrer entblähenden Wirkung noch heute zum Einsatz. Die hustenlösenden und blähungswidrigen Effekte gehen vorwiegend auf Anethol zurück. Dieses ätherische Öl ist wichtigster Inhaltsstoff des Anis, der ihm auch seinen charakteristischen Duft verleiht.

Für einen Anistee wird 1 gehäufter Teelöffel Anissamen, die man vorher zerdrückt oder zerstoßen hat (zweckmäßigerweise in einem Mörser) mit 1/4 l kochendem Wasser übergossen und nach 10 Minuten abgeseiht. Gegen Husten trinkt man davon täglich 2- bis 5-mal 1 Tasse, mit Honig gesüßt. Gegen Blähungen und zur Magenstärkung sollte Anistee dagegen ungesüßt, 2 bis 5 Tassen täglich, getrunken werden.

Baldrian *(Valeriana officinalis L.)*

Die Geschichte dieser bis heute zu Recht geschätzten Heilpflanze lässt sich bis ins Altertum zurückverfolgen. Erstmals um das 4. vorchristliche Jahrhundert im *Corpus hippocraticum* erwähnt, fehlt der Baldrian schließlich in keinem Kräuterbuch. Plinius wie auch Dioskurides rühmen ihn seiner umfassenden Heilkraft wegen, desgleichen Hildegard von Bingen. Es versteht sich von selbst, dass die Pflanze auch in jedem Klostergarten vertreten war. Früher hatte Baldrian allerdings ein weitaus größeres Spektrum an Heilanzeigen als heute. Unter anderem galt er als hilfreich gegen Asthma und Sehschwäche, gegen Bandwürmer und zur Förderung der Verdauung. Selbst zur Vorbeugung gegen die Pest fand Baldrian Anwendung. Vielleicht versprach man sich von seinem intensiven Geruch, mit dem er sich den Beinamen Stinkwurz eingehandelt hat und der ihn bei Katzen so beliebt macht, Schutz vor der tödlichen Seuche. In der frühen Neuzeit wurde Baldrian auch als Aphrodisiakum und probates Mittel gegen die »heilige Krankheit«, die Epilepsie, empfohlen.

Wann genau man schließlich die beruhigenden und Schlaf fördernden Effekte des Baldrians erkannte, ist ungeklärt. Dass diese im Mittelalter bereits bekannt gewesen sein dürften, scheint jedoch angesichts der Texte, die uns aus dieser Zeit überliefert sind, wahrscheinlich. So empfiehlt ihn beispielsweise das *Lorscher Arzneibuch* neben einigen anderen Heilpflanzen als Zutat zu einem »göttlichen Heilmittel«, das unter anderem »bei übermäßiger Schlaflosigkeit für den entsprechenden Schlaf sorgt, von Erschöpfung befreit«. Ebenso deuten die Zeilen aus einem mittelalterlichen Kräuterbuch: »macht holdselig, eins und friedsam« darauf hin, dass die Klosterärzte um die beruhigende Wirkung des Baldrians wussten.

Und so ist diese Pflanze einer der besten Belege dafür, wie wertvoll das tradierte Heilwissen vergangener Tage sein kann. Was den mittelalterlichen Ärzten bekannt war, ist heute durch die Forschung bestätigt. In wissenschaftlichen Untersuchungen und klinischen Studien erwies sich Baldrian als wirksames Sedativum: als Arzneimittel mit beruhigender Wirkung auf die Funktionen des zentralen Nervensystems. Diese Effekte verdankt der Baldrian den Valerensäuren, die heute als Leitsubstanz gesehen werden und die dämpfend auf das Nervensystem sowie krampflösend und muskelentspannend wirken. Die weiteren Inhaltsstoffe des Baldrians sind ätherische Öle, Pflanzensäuren, Alkaloide und Valepotriate.

Im Vergleich zu synthetischen bergen pflanzliche Beruhigungsmittel wie Baldrian nicht die Gefahr der Abhängigkeit und beeinträchtigen weder Konzentrations- noch Leistungsfähigkeit bei gleicher Wirksamkeit wie der von Barbituraten und Benzodiazepinen in niedriger Dosierung. Präparate mit Baldrianwurzelextrakt, offiziell zugelassen und erstattungsfähig bei »Unruhezuständen und nervös bedingten Einschlafstörungen«, erobern deshalb einen immer größeren Stellenwert in der Behandlung nervöser Beschwerden.

Baldrian wird auch als probates Mittel gegen leichte Herzbeschwerden, nervös bedingte Magenleiden und Beschwerden in den Wechseljahren geschätzt. Das homöopathische Mittel Valeriana wird in den Potenzen D3 bis D6 gegen Überreiztheit, Schlafstörungen, Kopfschmerzen, nervös bedingte Herzschmerzen und Wechseljahrsbeschwerden verordnet.

Für einen Baldriantee gibt es zwei Zubereitungsarten: den Kaltauszug und den heißen Aufguss. Für den kalten Auszug werden 2 Teelöffel zerkleinerte und getrocknete Baldrianwurzeln mit 1/4 l kaltem Wasser übergossen und 10 bis 12 Stunden stehen gelassen; in dieser Zeit ab und an umrühren. Von dem fertigen Baldriankaltauszug bei Bedarf oder regelmäßig 2- bis 3-mal täglich 1 Tasse trinken. Für den heißen Aufguss übergießt man 2 gestrichene Teelöffel zerkleinerte und getrocknete Baldrianwurzeln mit 1/2 l kochendem Wasser und lässt das Ganze zugedeckt 10 Minuten ziehen. Der heiße Baldrianaufguss sollte jedes Mal frisch zubereitet werden, um eine optimale Wirkung zu erreichen; die Dosierung ist wie beim Kaltauszug. Die Tees können nach persönlichem Geschmack gesüßt werden; am besten mit naturreinem Bienenhonig.

Ein Baldrianbad wirkt ebenso wie der Tee sehr beruhigend und ist deshalb abends vor dem Schlafengehen zu empfehlen. Für ein Vollbad übergießt man 100 g zerkleinerte und getrocknete Baldrianwurzeln mit 2 l Wasser, bringt dies zum Kochen und seiht die Wurzeln nach 10 Minuten ab. Der Sud wird dem Badewasser beigegeben. Noch einfacher ist es, dem Badewasser 1/4 l fertige Baldriantinktur zuzugeben. Alternativ eignet sich fertiger Baldrianbadeextrakt.

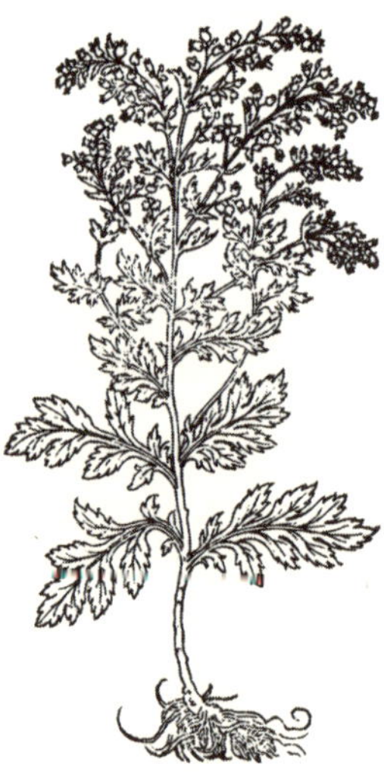

Beifuß *(Artemisia vulgaris L.)*
Ebenso wie seine nahen Anverwandten Eberraute und Wermut kann der Beifuß auf eine lange Geschichte zurückblicken: In der Phytotherapie der Hippokratiker des 4. vorchristlichen Jahrhunderts bereits vielfältig angewendet, ist diese Heilpflanze in allen kräuterheilkundlichen Schriften und Rezeptsammlungen, darunter auch so manchem Klassiker der Klostermedizin vertreten: von den Werken des Dioskurides über die *Etymologiae* des Isidor von Sevilla, die *Physica* der Hildegard von Bingen und den *Hortus sanitatis* bis zu den Texten der Neuzeit.

Die Heilanzeigen, bei denen man den Beifuß einsetzte, waren weit gefächert: Frauenbeschwerden, Nervenbeschwerden, Magen- und Darmstörungen, Hämorrhoiden oder Zahnfleischgeschwüre. Bei Dioskurides werden Abkochungen der Beifußblätter als »gutes Mittel zu Sitzbädern für Frauen zur Beförderung der Nachgeburt und des Embryos, ebenso auch gegen Verschluss und Entzündung der Gebärmutter« empfohlen. Das Kraut, reichlich auf den Unterleib gelegt, »treibt die Menstruation«. Das *Lorscher Arzneibuch* nennt den Beifuß in Rezepturen gegen Kopfschmerzen und zur Wundbehandlung.

Bis heute wird der Beifuß arzneilich verwendet und wandert als Gewürz in die Kochtöpfe. Vor allem, um fette Speisen bekömmlicher zu machen, denn er regt die Säfte in Magen, Darm und Galle an. Beifuß wirkt verdauungs- und gallefördernd, daneben harntreibend, entkrampfend und wundheilend. Zudem verhindert er Fäulnis- und Gärungsprozesse in Magen und Darm und wirkt so Blähungen und schlechtem Atem entgegen. Die anregende Wirkung auf die Verdauungssäfte geht zurück auf den Gehalt an Bitterstoffen und ätherischen Ölen. Die Homöopathie nutzt diese Effekte bis heute und verordnet bei Beschwerden im Verdauungstrakt Beifußpräparate.

Aber auch ein Tee, aus den Blättern zubereitet, entfaltet eine tonisierende Wirkung auf Magen und Darm. Dazu wird 1 gehäufter Teelöffel geschnittenes Beifußkraut mit 1/4 l kochendem Wasser übergossen, etwa 1 bis 2 Minuten lang ausgezogen und dann abgeseiht. Bei Bedarf 1- bis 3-mal täglich 1 Tasse ungesüßt trinken.

Brennnessel *(Urtica dioica L. und Urtica urens L.)*

Kranken geben sie Schlaf und stillen gewohntes Erbrechen, heilen die Schmerzen des Leibes und den verhaltenen Husten, machen die Kälte der Brust und das Schwellen des Leibes schwinden, haben auch heilende Kraft in allen Schmerzen der Glieder.
Aus dem *Regimen sanitatis salernitanum*

Dass die Berührung dieser Pflanze mit Vorsicht zu genießen ist, diese jedoch viele heilkräftige Stoffe enthält, darüber wussten die Klosterärzte bestens Bescheid. Brennnesseln kamen nicht nur als Gewürz und Gemüse in Schüsseln und Töpfe, sondern vor allem gegen die verschiedensten Beschwerden zur Anwendung. Das *Lorscher Arzneibuch* hat beispielsweise folgende Rezeptur mit der Kleinen Brennnessel, Urtica urens, gegen Magenschmerzen parat: »Nimm den oberen Samen tragenden Teil der Brennnessel und mach daraus eine gut gewürzte Brühe. Am wirksamsten wird sie ohne Pfeffer eingenommen.« Auch gegen »juckenden Kopfgrind« behalf man sich mit der Brennnessel: »Brennnesselsamen weichst du einen Tag und eine Nacht in Wein ein, reibst sie dann und streichst sie mit einer Feder des Öfteren auf den Kopf.« Die Klostermediziner empfahlen sie auch gegen Zahnschmerzen: »Man kaut die Wurzel der Kleinen Brennnessel und hält den Saft im Munde.« Bemerkenswert ist die im Arzneibuch der Lorscher Mönche genannte Anwendung gegen »dunkel gefärbte Geschwüre«, möglicherweise Symptome von Aussatz: »Verbrenn eine Große Brennnessel, reib sie mit Honig und lege das auf.« Zu Zeiten der Klostermedizin vielfach praktiziert wurden auch Abreibungen der Haut mit frischen Brennnesseln zur Behandlung von rheumatischen Beschwerden, Ischias und Hexenschuss sowie sogar von Masern oder Scharlach. Auch die entschlackenden und stoffwechselanregenden Wirkungen der Brennnessel waren bekannt. So ließ die Äbtissin von Bingen in ihrer *Physica* notieren: »Die Brennnessel ist warm, und wenn sie warm aus der Erde sprießt, ist sie gekocht nützlich für die Speisen des Menschen, weil sie den Magen reinigt und den Schleim aus ihm wegnimmt.«

Die Anwendung von Tee aus Brennnesselblättern oder -wurzeln bei rheumatischen Beschwerden, Gicht, Leber- und Galleerkrankungen sowie zur Entschlackung hat sich bis in unsere Tage erhalten.

Für den Tee 2 gehäufte Teelöffel Brennnnesselblätter oder -wurzeln mit 1/4 l kochendem Wasser übergießen, 5 Minuten kochen und abseihen. Je 1 Tasse mäßig warmen Tee morgens und abends über einen Zeitraum von 4 bis 8 Wochen trinken.

Heute ist auch bekannt, welche Stoffe die Nesseln in sich bergen: neben Karotinoiden, Vitaminen, Mineralsalzen und Flavonoiden vor allem einen hohen Gehalt an Gerbstoffen, Lignanen und Sterolen.

Neben den genannten Indikationen macht sich die Große Brennnessel besonders verdient gegen Beschwerden beim Wasserlassen bei einer gutartigen Prostatavergrößerung. Die Brennnesselwurzelextrakte haben ihre gute Wirksamkeit in zahlreichen klinischen Studien unter Beweis gestellt und laufen nicht zuletzt angesichts ihrer weitaus besseren Verträglichkeit synthetischen Prostatapräparaten den Rang ab.

Eberraute *(Artemisia abrotanum L.)*

Dieser duftende Schopf, zugleich mit den biegsamen Zweigen ärztlichen Mitteln vermengt, ergibt eine nützlich Mischung. Fieber wehret sie ab, scheucht Seitenstechen, bringt Hilfe, wenn die tückische Gicht uns mit plötzlichem Anfall belästigt. Aber noch mehr: Sie hat so viel Kraft wie haarfeine Blätter.
Aus dem *Hortulus*

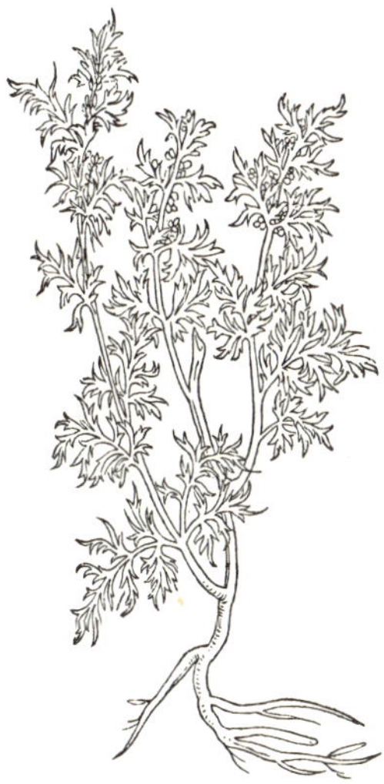

Die durch ihre feinen, gefiederten Blätter und den angenehmen Zitronenduft auffallende Eberraute – auch als Stabwurz bekannt – wurde bereits von den Hippokratikern im 4. vorchristlichen Jahrhundert sowie von Galen als Heilmittel eingesetzt. Isidor von Sevilla widmete dieser Pflanze einen Passus im 17. Buch seiner *Etymologiae* und Walahfrid Strabo nahm sie in seinen *Hortulus* auf. Während er sie dort gegen Fieber, Seitenstechen und vor allem bei Gichtanfällen empfiehlt, nennt das Vademecum der Klostermedizin, das *Lorscher Arzneibuch*, die Anwendung der Eberraute »gegen Wunden im Mund und gegen geschwollenes Zahnfleisch«: »Reibe sorgfältig frische Eberraute, vermisch sie mit Honig, betupfe innen die schmerzenden Stellen, und trag sie außen, wo die Schwellung ist, auf: Es heilt wunderbar!« Bis ins 19. Jahrhundert fehlt die Eberraute in nahezu keinem phytopharmakologischen Kompendium. Die wichtigsten Inhaltsstoffe dieser Pflanze, die heute nur noch in einigen homöopathischen Arzneimitteln vertreten ist, sind: ätherisches Öl, Cumarine, welche die Herzkranzgefäße erweitern und krampflösend wirken, sowie Rutin, das die kleinsten der Blutgefäße, die Kapillaren, vor dem Brüchigwerden schützt. Interessanterweise findet sich unter den Indikationen der Eberrautenpräparate neben rheumatischen Beschwerden und chronischen Gelenkentzündungen auch die Gicht – jene Erkrankung, zu deren Linderung sie bereits Strabo als wirksam erkannt hat. Weitere Anwendungsgebiete der Eberraute als Homöopathikum sind die Anregung von Durchblutung und Stoffwechsel. Ferner wird sie eingesetzt gegen Verdauungsstörungen, Erschöpfungszustände sowie als Salbe gegen Kälteschäden der Haut, wie Frostbeulen.

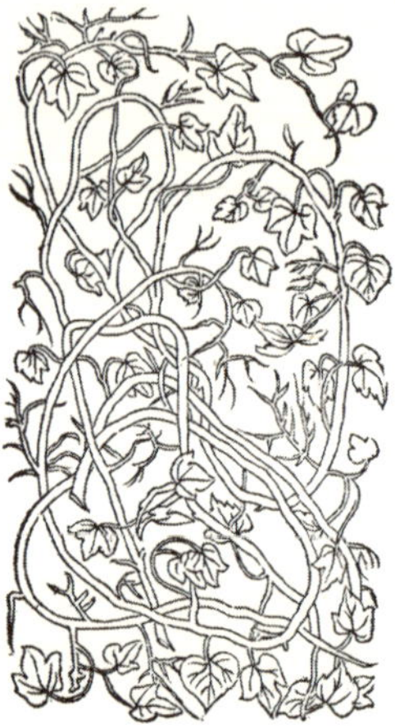

Efeu *(Hedera helix L.)*
Der Kletterer hat eine außerordentlich lange Geschichte: In der Antike kultisch als Symbol des Dionysos und der Unvergänglichkeit verehrt, diente er später in den benediktinischen Schreibstuben ebenso wie bei Steinmetzen und Eisenschmieden als Vorlage für Schmuckelemente. Aber auch in die heilende Kunst fand der Efeu Eingang. Er wurde schon in den antiken Heilschriften erwähnt und durfte an keiner klösterlichen Gartenmauer fehlen. Im Arzneibuch des Lorscher Klosters findet sich der Efeu vor allem in Rezepturen zur Schmerzbehandlung – Schulter- und Glieder-, Kopf-, Zahn- und Knieschmerzen sind häufige Indikationen. Interessant ist eine Anwendung von Efeubeeren, die, zu gleichen Teilen mit Weihrauch, Myrrhe und Wasser gemischt, gegen die Fallsucht, die Epilepsie, eingenommen wurden. Möglicherweise wurde hier die krampflösende Wirkung des Efeus genutzt.

Darüber hinaus wirkt er entzündungswidrig und fördert den Auswurf von Schleim. Deshalb werden Extrakte aus getrockneten Efeublättern, die das Glykosid Hederin, organische Säuren und Alkaloide in geringen Mengen enthalten, vielfach gegen Husten und Bronchitis verordnet. Zur Behandlung von Katarrhen der Luftwege und den Symptomen chronisch-entzündlicher Bronchialerkrankungen sind Präparate, die Auszüge aus Efeublättern enthalten, offiziell zugelassen. Die alte Heilpflanze Efeu kommt also heute wieder in der Schulmedizin zu neuen Ehren. Zugegebenermaßen bei Beschwerden, die in der Klostermedizin nicht indiziert waren – die Anwendung gegen

Husten oder Asthma sucht man vergebens in den alten Herbarien und Rezeptbüchern. Vielleicht bemühte man sich, andere, weniger gefährliche Heilpflanzen für diese Behandlung einzusetzen. Denn Efeu ist giftig und die Zubereitung von Mitteln zur inneren Anwendung ist damals wie heute erfahrenen Pharmazeuten vorbehalten.

Eiche *(Quercus robur L.)*
Die Eiche ist die »Königin der Bäume«, deren kultische Verehrung über Jahrtausende und möglicherweise bis in die Steinzeit zurückreicht. Ovid besang in seinen *Metamorphosen* den heiligen Baum im Hain der Göttin Ceres. In den Zweigen der Eiche vermutete man die Wohnstätten der Götter, unter Eichenzweigen wurde geweissagt und Gericht gesprochen.

Die Hochachtung, welche die europäischen Völker der Eiche entgegenbrachten, spiegelt sich auch in ihrem enormen Ansehen als Heilmittel: Was seit undenklichen Zeiten so sehr verehrt wurde, musste besondere Heilkräfte in sich bergen. Plinius der Ältere bezeichnet in seiner *Naturalis historiae* alles, was auf der Eiche wächst, »als Himmelsgabe und als Zeichen für die Auserwähltheit dieses Baumes«. An anderer Stelle empfiehlt er – weitaus pragmatischer – Eicheln und Eichenrinde gegen Vergiftungen und Unterleibsbeschwerden. Eicheln galten zudem als die »erste Nahrung des Menschen« und als fruchtbarkeitsfördernd. Die oftmals auf den Eichenblättern wachsenden Galläpfel waren als adstringierende Medizin hoch geschätzt.

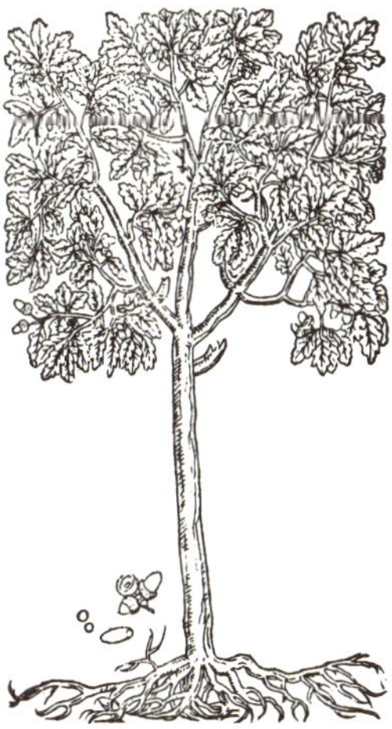

Die mittelalterlichen Rezeptsammlungen und Herbarien nennen die verschiedenen Pflanzenteile – Eichenblatt, Eichenmistel, Eicheln, Eichengallapfel – an vielen Stellen und meist bei Erkrankungen, für die eine zusammenziehende Wirkung erwünscht ist. So beispielsweise bei »der Fäulnis des Mundes, der Zunge und des Gaumens sowie zur Behandlung von Zahnfleisch, welches vom Leibessaft zerfressen wird«. Eine Indikation, für die das

Lorscher Arzneibuch eine Rezeptur bereithält und die auch heute für Eichenrinde genannt wird.

Der zentrale therapeutische Effekt der Eiche, ihre adstringierende Wirkung, geht auf ihren sehr hohen Gehalt an Gerbstoffen zurück und muss den Klosterärzten bekannt gewesen sein. Die Anwendung als Gerbstoffdroge dominiert auch die Heilanzeigen in den altdeutschen Eichentraktaten, die gleich einem Werbetext die heilenden Eigenschaften des Baumes preisen.

Der Hauptwirkstoff der Eiche, der Gerbstoff, findet sich vor allem in ihrer Rinde; neben adstringierenden besitzt er auch entzündungshemmende Eigenschaften. Als Gerbstoffdroge ist die Eichenrinde bis heute vielfach in medizinischem Gebrauch. Sie wird als Tee zum Gurgeln bei Infektionen im Mund- und Rachenraum sowie am Zahnfleisch angewendet und dient auch gegen Durchfall.

Weitere vom Bundesgesundheitsamt empfohlene Anwendungsgebiete sind Fußschweiß, Anal- und Afterfissuren sowie Frostbeulen. Zur Behandlung dieser Beschwerden nimmt man

Bäder mit einem Eichenrindeauszug: Dazu 1 bis 2 Teelöffel geschnittene Eichenrinde mit 1/4 l kaltem Wasser übergießen. Den Ansatz zum Sieden erhitzen, etwa 3 bis 5 Minuten kochen lassen, abseihen und lauwarm dem Badewasser zugeben.

In der gleichen Weise wird Eichenrindetee hergestellt, von dem bei Durchfall und damit einhergehenden Beschwerden 2 Tassen pro Tag getrunken werden sollten. Falls der Tee zum Gurgeln angewendet wird, sollte dies etwa alle 3 Stunden erfolgen.

Eisenkraut *(Verbena officinalis L.)*

Auch diese Pflanze spielt bereits seit Jahrtausenden eine herausragende Rolle in der Kulturgeschichte des Menschen. Die Verbena war zur Heilanwendung wie für religiöse Rituale, wie uns durch Plinius überliefert ist, gleichermaßen geschätzt: »Keine Pflanze ist unter den Römern so berühmt wie die hiera botane (heilige Pflanze), die lateinischen Autoren nennen sie verbenaca.« Dioskurides wusste, dass die Blätter des Eisenkrauts »als Umschlag langwierige Ödeme und Entzündungen heilen und schmutzige Geschwüre reinigen. Die ganze Pflanze, mit Wein gekocht, heilt als Gurgelmittel fressende Geschwüre

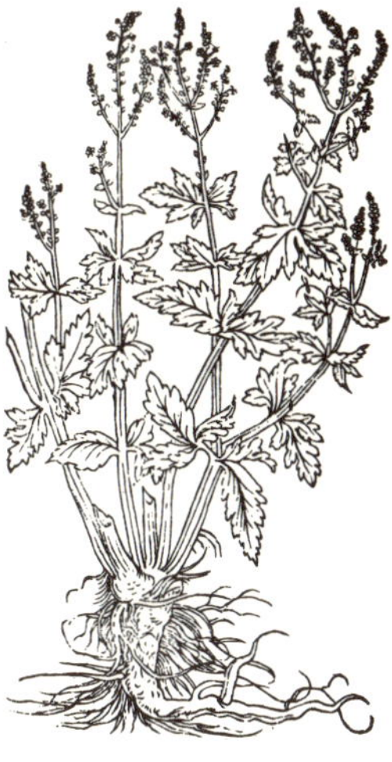

im Mund«. Auch viele andere Verfasser antiker wie mittelalterlicher Heilschriften rühmen die Wirkungen des Eisenkrautes, darunter Isidor von Sevilla und Hildegard von Bingen.

Die Heilanzeigen für Eisenkraut gerieten immer umfangreicher und im Hochmittelalter fungierte Eisenkraut nahezu als Allheilmittel. Als »Wundkraut« diente es jedoch allen voran zur Wundbehandlung.

Von dem Ruhm von einst ist nicht viel geblieben. Heute findet sich Eisenkraut mit seinen ätherischen Ölen, Glykosiden wie Verbenalin und Gerbstoffen in Kombination mit anderen Pflanzen nur noch in einigen homöopathischen Präparaten. Als Teespezialität erfreuen sich die Blätter jedoch nach wie vor und vor allem bei unseren französischen und schweizerischen Nachbarn großer Beliebtheit. Besonders gerne wird die »Verveine«, der »Verbenatee« nach dem Essen getrunken, da man ihm entwässernde, verdauungsfördernde und schlank machende Wirkungen zuschreibt.

Für den Eisenkrauttee 2 gehäufte Teelöffel Droge mit 1/4 l kochendem Wasser übergießen, 5 Minuten ziehen lassen und danach abseihen.

Engelwurz *(Angelica archangelica L.)*
Der Sage nach soll der Erzengel Raphael höchstpersönlich im Jahr 1374, als die Pest in Europa wütete, herniedergekommen sein und den Irdischen die Wurzeln dieser Pflanze zur Rettung vor dem »Schwarzen Tod« gebracht haben. Diesem Umstand verdankt die Engelwurz ihren Namen. Bei der Durchsicht der breiten Palette der Heilanzeigen für diese Heilpflanze in den mittelalterlichen Pharmakographien finden sich mehrheitlich bakteriell und viral bedingte Erkrankungen. Das legt die Überlegung nahe, dass Engelwurz von den Klosterärzten möglicherweise als pflanzliches Breitband-Antibiotikum eingesetzt wurde. Die Analyse der Inhaltsstoffe der Engelwurz stützt diese Vermutung jedoch weniger. Einzig die Bitterstoffe und ätherischen Öle, welche vor

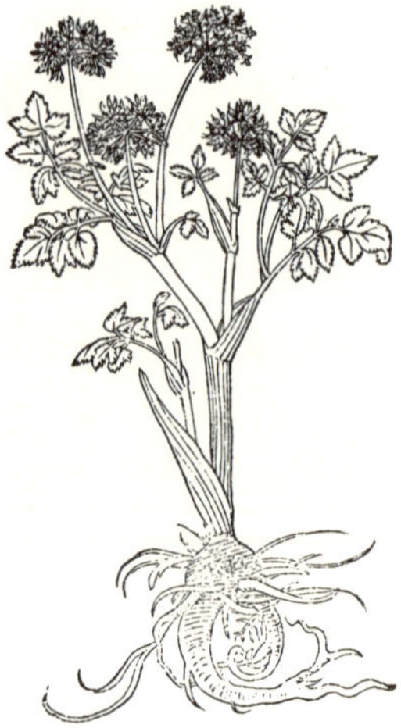

allem im Darm desinfizierende Wirkungen entfalten, deuten auf einen zumindest hemmenden Effekt gegen Mikroorganismen hin.

In ihrer Eigenschaft als typisches »Amarum aromaticum«, Bittermittel, finden Tees sowie alkoholische Extrakte der Angelikawurzel heute Einsatz als Magen-Darm-Mittel bei »funktionellen und motilitätsbedingten Magen-Darm-Störungen, Gastritis, Magen- und Darmspasmen«, wie die offizielle Indikation lautet. Das würzige ätherische Öl der Engelwurz dient bis heute zur Verfeinerung des Kartäuserlikörs.

Für einen Engelwurztee 2 gehäufte Teelöffel Engelwurz mit 1/4 l kaltem Wasser übergießen, zum Sieden erhitzen, etwa 2 Minuten ziehen lassen, abseihen und schluckweise mäßig warm 2 bis 3 Tassen pro Tag trinken.

Engelwurzwein, probates Hausmittel gegen Magen-Darm-Beschwerden, bereitet man wie folgt zu: Man übergießt 50 g fein geschnittene Engelwurz mit 1 l Moselwein, lässt das Gemisch etwa 5 Tage stehen, seiht ab und bewahrt diesen Wein in kleinen, gut schließenden Flaschen auf; bei Bedarf 1 Südweinglas davon einnehmen.

Fenchel *(Foeniculum vulgare Mill.)*

Nützen soll er den Augen, wenn Schatten sie trübend befallen, und sein Same,
mit Milch einer Mutterziege getrunken, lockre, so sagt man, die Blähung des Magens
und fördere lösend alsbald den zaudernden Gang der lange verstopften Verdauung.
Ferner vertreibt die Wurzel des Fenchels, vermischt mit dem Weine,
Trank des Lenaeus, und so genossen, den keuchenden Husten.
Aus dem *Hortulus*

Der Fenchel ist eine nicht nur in unseren Breiten, sondern auch in Indien, Ägypten und China seit dem Altertum viel verwendete Gewürz- und Heilpflanze. Walahfrids Zeilen zufolge nützt der Fenchel auch den Augen, eine Behauptung, die er von Plinius übernommen

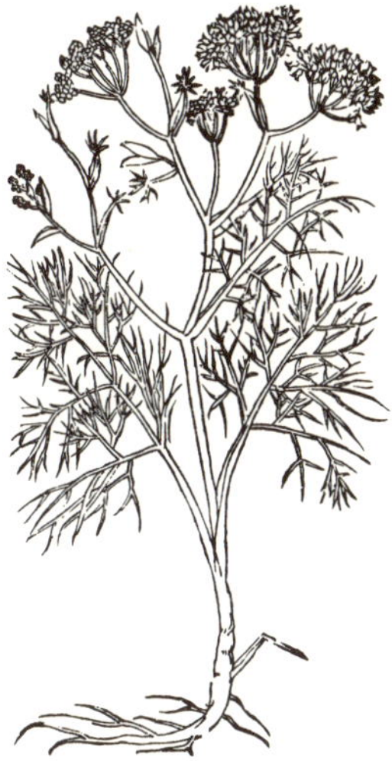

haben könnte. Dieser hatte beobachtet, dass Schlangen nach der Häutung Fenchel fressen, und mutmaßte hinter diesem Verhalten das Bedürfnis, die Augen zu stärken. Von den Kriechtieren auf den Menschen schließend, empfahl der Naturforscher den Fenchel alsdann für Augenwaschungen – hierfür wird Fencheltee bis heute traditionell angewendet.

Die Indikation »Blähung des Magens«, die Strabo unter anderen für den Fenchel nannte, findet sich später auch im *Regimen Sanitatis Salernitanum* wieder: »Fenchelsamen entleeret den Leib von verhaltenen Winden«, so heißt es dort.

Hildegard von Bingen hatte den Fenchel zu einer ihrer Lieblingspflanzen erhoben, über deren Wirkungen die Äbtissin festhalten ließ: »Und wie auch immer er gegessen wird, macht er den Menschen fröhlich und vermittelt ihm angenehme Wärme und guten Schweiß, und er verursacht gute Verdauung. Denn wer Fenchel oder seinen Samen täglich nüchtern isst, der vermindert den üblen Schleim oder die Fäulnisse in ihm, und er unterdrückt den üblen Geruch seines Atems, und er bringt seine Augen zu klarem Sehen.«

Im *Lorscher Arzneibuch* ist der Fenchel gegen eine Vielzahl von Beschwerden erwähnt. So bei Zahnschmerzen, wogegen man ihn frisch zerkauen und den Brei vor dem Schlucken eine Weile im Mund behalten sollte, sowie für Lungenbeschwerden: »Der Trunk von einer Schale Fenchelsaft zeigt eine sehr nützliche Wirkung und birgt keinerlei Gefahr, auch wenn er einem Fiebernden verabreicht wird.« Weitere Indikationen des Lorscher Rezeptariums sind Magendrücken, Verdauungsschwäche und Erbrechen, Blasen- und Nierenschmerzen sowie geschwollene Leistendrüsen. Ferner sollte Fenchel den »Rotz zum Stehen bringen« sowie »auftretende Heiserkeit nehmen«. Letztere beiden Heilanzeigen liegen nahe den heutigen: Fenchelöl-Präparate als Sirupe oder zur Inhalation sind zur Behandlung von »Erkältungskrankheiten der Atemwege mit zähflüssigem

Schleim« offiziell zugelassen. Darüber hinaus wird Tee aus den Fenchelsamen, deren Hauptwirkstoff das ätherische Öl ist, gerne gegen Husten, Magenverstimmung und Blähungen sowie zur Beruhigung besonders bei Kindern gegeben.

Für den Tee 1 gehäuften Teelöffel zerdrückter Fenchelsamen mit 1/4 l kochendem Wasser übergießen und nach 10 Minuten abseihen. Gegen Husten trinkt man davon 2- bis 5-mal täglich 1 Tasse, mit Honig gesüßt. Als Magentee und gegen Blähungen eignet sich ungesüßter Fencheltee besser. Diesen Tee kann man auch zu Augenwaschungen verwenden, wenn man ihn mit der gleichen Menge abgekochten Wassers mischt.

Johanniskraut *(Hypericum perforatum L.)*

... das sol ietlicher arzt wissen/das got ein groß arcanum in das kraut gelegt hat/ alein von wegen der geister und dollen fantasien/die den menschen in verzweiflung bringen – und nicht durch den teufel/sondern durch natur/wan got zu allen krankheiten arznei beschaffen/wie sie sind.

Aus *Von den natürlichen Dingen* von Paracelsus, 1525

Im Hinblick auf die Mythologie, die sie umgibt, erscheint diese Pflanze wie geschaffen für ihren Einsatz in der Klostermedizin: Johanniskraut hat sowohl ideologisch wie praktisch einen engen Bezug zur abendländischen Religion, schon allein durch seinen Namen, den es Johannes dem Täufer verdankt. Denn der Legende nach fließt das Blut, das der für seinen christlichen Glauben geköpfte Märtyrer vergossen hat, in den gelben Blüten des Johanniskrauts. Zerreibt man diese zwischen den Fingern, tritt ein dunkelroter Saft aus, was der Pflanze zu dem Beinamen Johannisblut verholfen hat.

Der strahlenförmigen Blütenstände wegen ist das Johanniskraut in der christlichen Tradition seit über 1000 Jahren eine Metapher für Helligkeit und Licht. Daher glaubte man die Pflanze eng mit den Kräften des Himmels verbunden und entsprechend wirksam gegen die Mächte der Finsternis: Teufel, böse Geister und anderes Ungemach suchte der Volksglaube mittels Johanniskraut zu bannen, wovon Volksnamen wie Teufelsflucht, Teufelsfuchtel oder Jageteufel bis heute zeugen. Über die potente Macht gegen die Unterwelt höchst erbost, soll einer Sage zufolge Mephisto selbst die Blätter eines Nachts wütend durchstochen haben. Hält man Johanniskrautblätter gegen das Licht, sehen sie tatsächlich wie durchlöchert aus – was freilich weniger auf teuflischen Zorn als vielmehr auf die durchschimmernden, an ätherischen Ölen reichen Sekretbehälter in den Blättern zurückzuführen ist.

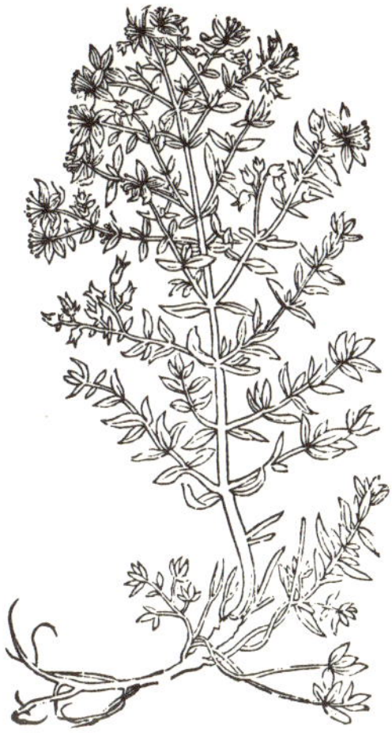

Die symbolträchtige Pflanze wurde schon früh als Arzneimittel gegen körperliche und aufgrund ihrer psychoaktiven Wirkung auch gegen psychische Beschwerden genutzt. Die erste uns heute bekannte Erwähnung des Johanniskrautes findet sich bei Plinius, der ein Kraut namens »Hypereikon« als probates Mittel gegen Verbrennungen empfiehlt. Ebenso ist Johanniskraut Zutat jenes Heiltranks, der als berühmtestes Arzneimittel der Antike in die Geschichte eingegangen ist, der Theriak. Von ihm und seinen mannigfachen Ingredienzien wird auf S. 123f. noch eingehender die Rede sein.

Die frühesten Indizien für die Anwendung bei psychischen Beschwerden in der Klostermedizin finden sich im *Lorscher Arzneibuch* anhand zweier Rezepturen, unter deren Zutaten das Johanniskraut auftaucht: Das eine, ein »Heiligmittel, welches Galen benutzte«, richtet sich dezidiert gegen »die Melancholie, aufgrund eines Überschusses der Schwarzen Galle«. Bei dem anderen handelt es sich um ein Kräuterpulver, genannt »Das Beschauliche«, da es einen »verwirrten Geist wieder gesund macht«. Abgesehen von diesen vergleichsweise harmlosen Medikationen diente Johanniskraut – hier sein praktischer Bezug zur Kirche – als »fuga daemonum«. Als solches geriet es alsbald zum unentbehrlichen Requisit der Exorzisten: Zubereitungen mit Johanniskraut sollten – man denke an seine Mythologie – den Teufel und anderes Ungemach aus den Körpern von »Besessenen« vertreiben. Man vermutet heute, dass die Johanniskrautauszüge zum Ziel hatten, psychisch Kranke, die damals als vom Teufel besessen erachtet wurden, zu beruhigen und aus ihrer depressiven Stimmungslage zu befreien.

Heute, über tausend Jahre, später ist wissenschaftlich belegt, wie richtig die Klosterärzte wie auch der zitierte Paracelsus mit der »Kraft gegen die melancholischen Gedanken« lagen: Johanniskraut ist ein hochwirksames Phytotherapeutikum gegen depressive Störungen, das seine Wirksamkeit in zahllosen klinischen Studien und Untersuchungen hinreichend unter Beweis gestellt hat. Bekannt ist nunmehr auch, auf welchen der Johanniskrautstoffe die antidepressive Wirkung zurückzuführen ist: auf das Hyperforin, das die bei depressiven Störungen zu geringen Konzentrationen der Neurotransmitter Serotonin und Noradrenalin erhöht. Auf dem gleichen Wirkmechanismus beruhen auch die synthetischen Antidepressiva. Mit diesen kann sich Johanniskraut in seiner Wirksamkeit bei depressiven Störungen leichter und mittelschwerer Ausprägung absolut messen. Überlegen ist es ihnen jedoch in seiner Verträglichkeit und seinen geringeren Nebenwirkungen. Angesichts dessen erlebt die altbewährte Heilpflanze derzeit eine Renaissance, denn Johanniskrautextrakte laufen als wirksame Alternative ihren synthetischen Pendants den Rang ab.

Standardisierte Johanniskraut-Präparate mit einem Trockenextrakt aus Johanniskraut sind heute zugelassen bei »psychovegetativen Störungen, depressiven Verstimmungszuständen, Angst und/ oder nervöser Unruhe«.

Johanniskrautöl ist ein gutes Hausmittel zur Einreibung bei Prellungen, Verstauchungen und Zerrungen. Innerlich, 2-mal täglich 1 Teelöffel, bewährt es sich als leicht galletreibendes Mittel und zur Beruhigung eines nervös überreizten Magens:

Zu seiner Herstellung verwendet man Johanniskraut, dessen Blüten gerade aufgegangen sind, und zwar für 1/2 l Öl 25 g Blüten. Die frischen Blüten werden zerquetscht oder in einem Mörser zerstoßen und etwas zerrieben. Dann setzt man 500 ml Olivenöl zu, mischt das Ganze und füllt es in eine große Weißglasflasche mit weitem Hals, die zunächst unverschlossen bleibt. An einem warmen Ort überlässt man die Mischung unter gelegentlichem Umrühren der Gärung. Ist diese beendet, in der Regel nach 3 bis 5 Tagen, wird die Flasche verschlossen und so lange dem Sonnenlicht ausgesetzt, bis der Inhalt eine leuchtend rote Farbe angenommen hat. Das ist nach etwa 6 Wochen der Fall. Dann werden die Blüten abgeseiht, das Öl von der wässrigen Schicht abgegossen und in gut schließenden Flaschen aufbewahrt.

Kamille *(Matricaria chamomilla L.)*
Seit dem Altertum in medizinischen Diensten und bis heute eine der bekanntesten und mit am häufigsten angewandten Arzneien der Heilpflanzentherapie: die Kamille, die einstmals im alten Ägypten auch als »Arzt der Pflanzen« galt, da man annahm, sie könne andere Pflanzen, die in ihrer Nähe wachsen, gesund erhalten.

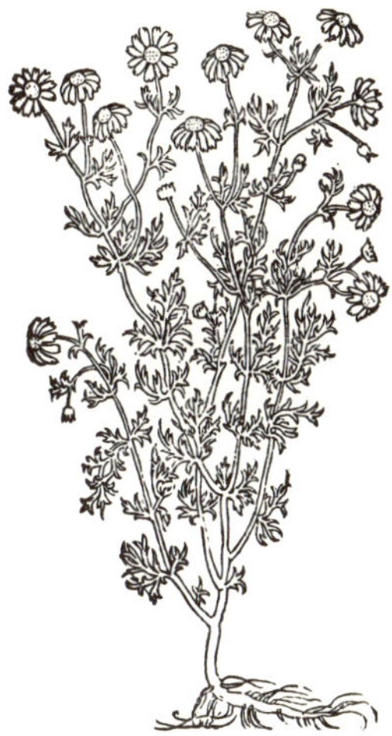

Die heilsamen Kräfte des anspruchslosen, wild wachsenden Korbblütlers sind auch den Klostermedizinern nicht entgangen. In vielen Herbarien und Rezeptsammlungen wird der »Pflanzendoktor« genannt und auch das *Lorscher Arzneibuch* wartet mit einigen Präparationen auf, in denen die Kamille vertreten ist: so in Arzneien gegen Fieber, Lungenbeschwerden und Schmerzen an den Backenzähnen. Ferner geben die Lorscher Mönchsärzte eine Anleitung zur Bereitung eines Kamillenöls. Dieses, bereits bei den Ägyptern zu kosmetischen Zwecken und zur Einbalsamierung der Toten in Gebrauch, empfehlen sie für eine Mundspülung gegen schmerzendes und geschwollenes Zahnfleisch: »Koche mit Wein vermischtes Kamillenpulver auf die Hälfte ein und spüle damit kräftig den Mund: Es hilft sofort.« Eine Anwendung, die auch heute noch für Kamillentee bei »Reizungen der Mund- und Rachenschleimhaut und bakteriellen Erkrankungen der Mundhöhle und des Zahnfleisches« angezeigt ist.

Für den Kamillentee 1 bis 2 gehäufte Teelöffel Kamillenblüten mit 1 Tasse heißem Wasser überbrühen, nach 10 Minuten abseihen und warm, nicht heiß, trinken.

Hauptwirkstoff der Kamille ist ihr bläulich gefärbtes ätherisches Öl, das Azulen. Dieses sorgt im Verbund mit anderen Inhaltsstoffen für die entzündungshemmende, krampflösende, schmerzstillende, schweißtreibende, entblähende und schwach antibakterielle Wirkung. Die Anwendungsgebiete, bei denen die Kamille heute offiziell empfohlen ist, sind Krämpfe und entzündliche Erkrankungen im Magen-

Darm-Trakt und in der Mundhöhle sowie zur Inhalation bei Reizzuständen der Atemwege. In der Homöopathie gibt man Kamille gegen Kopf- und Zahnschmerzen, Ohren- und Augenentzündungen und gegen Muskel- und Gliederschmerzen. Allseits bekannt und bewährt ist das Hausmittel Kamillentee unter anderem gegen Blähungen. Kamille »im Trank« wurde bereits von Dioskurides hierfür empfohlen, ebenso wie für entzündete Wunden, als Bad gegen Hämorrhoiden und andere Beschwerden im Analbereich.

Fraglich ist in medizinhistorischen Kreisen noch, welche der vielerlei Kamillearten in den alten Schriften nun gemeint ist. Vieles spricht allerdings dafür, dass es die »Echte Kamille« ist, die wir auch heute anwenden und die vermutlich erst im Gepäck der Benediktiner aus Südeuropa zu uns kam.

Mariendistel *(Silybum marianum L.)*
Als »sillybon« bereits den antiken Medizinern bekannt, gelangte die Mariendistel wie so viele andere in Südeuropa beheimatete Pflanzen mit den Benediktinern gen Norden, wo sie alsbald einen festen Platz im klösterlichen Behandlungskanon innehatte. Erstmals 512 in der Prachtausgabe des *Kräuterbuchs* von Dioskurides erwähnt, findet sich die Mariendistel unter dem Namen »vehedistel« wieder in der *Physica* von Hildegard von Bingen; »vehe« bezieht sich dabei nicht auf Schmerz, sondern stammt von »veh« für bunt, gefleckt, was auf den weiß gefleckten Blättern der Arzneipflanze beruht.

Die Heilkundige vom Rupertsberg riet zur Mariendistel gegen »Stechen im Herzen« sowie gegen »Seitenstechen«, und zwar sobald die Beschwerden auftreten, »gequetscht und gemeinsam mit einigen gequetschten Salbeiblättern und Wasser als Saft eingenommen«. Hildegards Empfehlung ist in zweifacher Hinsicht bemerkenswert. Zum einen, weil hier die alte Signaturenlehre angewandt wird, wonach Heilmittel bei in Aussehen oder Auftreten ähnlichen Beschwerden hilfreich sind. In diesem Fall die stechende Distel gegen mit Stechen einhergehende Beschwerden. Zum anderen, weil durch die Forschung heute bestätigt ist, dass die Mariendistel tatsächlich die von Hildegard genannten Beschwerden zu lindern vermag. Die Pflanze enthält einen Wirkstoffkomplex, das Silymarin, das eine schützende Wirkung auf die Leberfunktionen hat und typischen Symptomen von Leberbeschwerden wie eben dem »Seitenstechen« entgegentritt. Die Leberschutzwirkung der Mariendistel ist heute hinreichend wissenschaftlich belegt: Mariendistel-Präparate mit einem Trockenextrakt aus den Früchten sind als Lebertherapeutika zur unterstützenden Behandlung von »chronisch-entzündlichen Lebererkrankungen, Leberzirrhose und toxischen Leberschäden« zugelassen. Auch als homöopathisches Mittel verordnet man die Mariendistel gegen Leberbeschwerden sowie gegen Gallenblasenerkrankungen.

Für einen Mariendisteltee 1 Teelöffel Mariendistelfrüchte (auch das Kraut ist zu verwenden) mit 1/4 l kochendem Wasser übergießen, 10 bis 20 Minuten ausziehen lassen und abseihen. Der Tee wird schluckweise getrunken, morgens nüchtern, 1/2 Stunde vor dem Mittagessen und abends vor dem Schlafengehen jeweils 1 Tasse.

Melisse *(Melissa officinalis L.)*

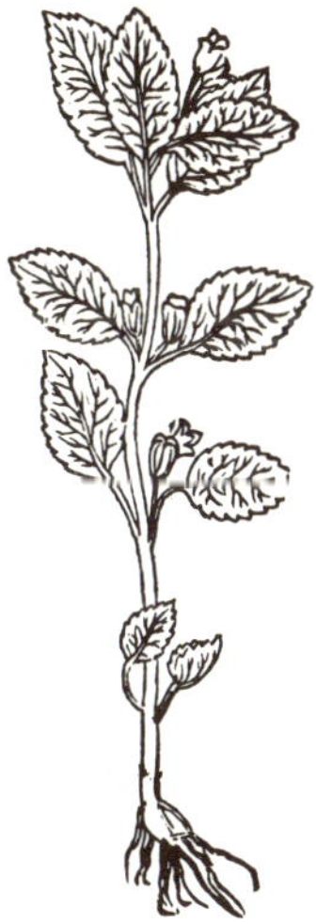

Ihr Name stammt vom griechischen »meli«, Honig, ab, denn in der Antike rieb man Bienenstöcke gerne mit ihren Blättern aus, um die Bienen durch den zitronigen Duft anzulocken. Von ihrer ursprünglichen Heimat im östlichen Mittelmeergebiet gelangte die Melisse mit den Benediktinermonchen in die hiesigen Klostergärten und wurde ab dem Jahr 812 kraft Karls *Capitulare de villis* im großen Stil angebaut – als Gewürzkraut wie als Heilpflanze. Ihr Volksname Herztrost deutet bereits an, welche Beschwerden diese unter anderem bessern sollte: nervöse Herzbeschwerden, denn wie der mittelalterliche Volksmund wusste, »tröstet Melisse das Herz und bläst alle Traurigkeit weg«. Darüber hinaus standen heilkräftige Rezepturen mit Melisse stets in klosterärztlichen Diensten zur Beruhigung der Nerven und zur Wiederherstellung eines erholsamen Schlafes. Hierfür galt sie als so wirksam, dass Hildegard von Bingen von der Melisse sagte, sie »trage die Kräfte 15 anderer Kräuter in sich«.

Die Nerven beruhigende Wirkung ist heute von der Wissenschaft bestätigt, ebenso, woher sie rührt: Melisse enthält Stoffe, die dämpfend auf das zentrale Nervensystem wirken. Hierfür zeichnen weniger die Einzelbestandteile wie Gerbstoffe, Flavone, Flavonole sowie das ätherische Öl verantwortlich, sondern vielmehr deren Zusammenspiel. Entsprechend wird heute der aus den Blättern gewonnene Gesamtextrakt in Kombination mit Baldrianwurzelextrakten bei Unruhezuständen, nervös bedingten Einschlafstörungen sowie als Monopräparat bei funktionellen Magen-Darm-Beschwerden, Gastritis, Magen- und Darmkrämpfen empfohlen. Ebenso ist Melissenextrakt zur lokalen Behandlung von Herpes labialis zugelassen. Ein Tee aus Melissenblättern ist ein altbewährtes Hausmittel bei Blähungen. In »vergeistigter« Form dienen die Blätter bis heute als Rohstoff für das bereits erwähnte Universalheilmittel Melissengeist.

Der Melissentee sollte kurmäßig, über 2 bis 3 Wochen täglich getrunken werden. Dazu 3 Teelöffel frische oder getrocknete, geschnittene Melissenblätter mit 1/4 l kochendem Wasser übergießen und zugedeckt für 10 Minuten ziehen lassen. Dann abseihen und täglich 3 Tassen in kleinen Schlucken langsam trinken; die letzte Tasse abends etwa 1/2 Stunde vor dem Schlafengehen.

Für das Melissenbad werden 50 bis 60 frische oder getrocknete Melissenblätter mit 1 l Wasser übergossen und zum Sieden erhitzt. Nach 10 Minuten abseihen und dem Badewasser zugeben. Auch hier kann man auf die mühelosere Variante des fertigen Badezusatzes zurückgreifen; jede Apotheke hat eine Auswahl in ihrem Sortiment.

Mistel *(Viscum album L.)*
Als klassischer Halbschmarotzer wächst sie zwar nicht im Klostergarten, sondern gibt verschiedenen Baumarten die zweifelhafte Ehre, sich auf ihnen niederzulassen und ihre Wasser- und Nährstoffversorgung anzuzapfen. Dennoch fehlt die Mistel als mythenumrankter Abwehrzauber gegen finstere Mächte und unerlässliche Zutat zum Zaubertrank der Druiden nicht im Reigen der Klosterpflanzen. Das Druidenkraut stand seit der Antike als Arzneimittel in Diensten. Germanen wie Kelten setzten die Mistel ein, die ersten

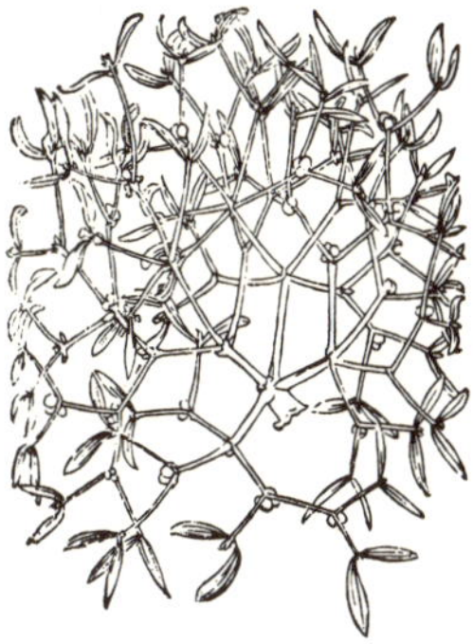

schriftlichen Aufzeichnungen über ihre Heilkräfte, vor allem bei Epilepsie, Milzerkrankungen und Menstruationsstörungen finden sich in den hippokratischen Schriften. Dioskurides widmete sich ausführlich der Mistel und Plinius notierte in seiner *Naturalis historiae*, dass die Mistel gegen Fallsucht und Schwindelanfälle wirksam sei. Hildegard von Bingen verordnete sie bei Lebererkrankungen, andere Heilkundige ihrer Zeit gegen Schwindel und Migräne, Gicht und Ruhr sowie bei Kreislaufstörungen.

Das klostermedizinische Spektrum der Heilanzeigen für die Mistel war wesentlich umfangreicher als heute, besonders die Eichenmisteltraktate des 14. Jahrhunderts nennen eine große Bandbreite an therapeutischen Einsatzmöglichkeiten. Im Lauf der folgenden Jahrhunderte sank der Stern der Mistel. Erst ab Beginn des 20. Jahrhunderts wurde ihr wieder wissenschaftliches Interesse zuteil, als man ihre anregende Wirkung auf das Abwehrsystem erkannte. In den 20er Jahren wurden die Inhaltsstoffe der Mistel untersucht und Extrakte der Pflanze erstmals als abwehrstärkendes Arzneimittel zur Begleittherapie bei Krebs eingesetzt. Die tumorhemmenden Wirkungen der Mistel gehen überwiegend auf die enthaltenen Lektine zurück; Eiweißverbindungen, die das Immunsystem anregen, indem sie Zahl und Aktivität der natürlichen Killerzellen, die für die körpereigene Abwehr verantwortlich sind, steigern. Zudem kann Mistel-Lektin Krebszellen auch direkt abtöten, besitzt also auch ein zytostatisches Potential. Aufgrund dieser Erkenntnisse sind Mistelpräparate zur Unterstützung der Therapie bei bösartigen Tumorerkankungen offiziell zugelassen.

Für einen Misteltee 2 gehäufte Teelöffel Mistel mit 1/4 l kaltem Wasser übergießen, nach 10 bis 12 Stunden abseihen; 2 Tassen pro Tag trinken.

Mönchspfeffer *(Agnus castus)*

Schon der Name verrät, dass es sich hier um eine Pflanze handelt, die aufs Engste mit dem Mönchtum und ebenso mit der klösterlichen

Heilkunde verbunden ist. Wo wir gerade beim Namen sind: »Agnus castus« heißt zu Deutsch das keusche Lamm, zusammengefasst zu Keuschlamm eine ebenso gebräuchliche Bezeichnung. Diese deutet auf die seit der Antike wichtigste Anwendung der Pflanze hin: die Keuschheit eines Lamms zu verleihen. Aus diesem Grund, so ist uns durch Dioskurides überliefert, nutzten im antiken Hellas die Frauen den Mönchspfeffer auf den alljährlichen Festen zu Ehren der Fruchtbarkeitsgöttin Demeter, um während der Dauer der Feiern jedweden Versuchungen zu trotzen und den geschlechtlichen Begierden zu entsagen. Als Pflanze des Demeter- und Artemiskultes ist das Keuschlamm über viele Jahrhunderte hinweg immer auch Symbol des Fraulichen und Mütterlichen gewesen. Nicht unerwähnt bleiben soll, dass die Statue des Gottes der Heilkunde, Asklepios, aus dem Holz des Mönchspfefferstrauches geschnitzt war. Der oft als eine um einen Stab gewundende Äskulapnatter dargestellte Gott ist bis heute Symbol des ärztlichen Standes. Zudem trug er den Beinamen »agnitas«, der Keusche – das verpflichtet, in doppelter Hinsicht.

Die sexuelle Gelüste dämpfende Wirkung des Mönchspfeffers nutzte man also schon, weit bevor die Ordensleute sie zur Wahrung ihres Keuschheitgelübdes anwandten. Obwohl die Pflanze eine nicht unbedeutsame Rolle im klösterlichen Leben spielte – Novizen wurden beispielsweise Keuschlammblätter auf ihrem Weg ins Kloster gestreut – bleibt sie in den frühen Werken der Klostermedizin unerwähnt. Das *Lorscher Arzneibuch* nennt den Mönchspfeffer lediglich als Zutat einer Theriak-Rezeptur. Ausführlicher befasst sich die medizinische Literatur des Spätmittelalters mit dem keuschen Pflänzchen. »Dissen samen, krut vnd blomen«, steht beispielsweise im eingangs zitierten *Hortus sanitatis* zu lesen, »mogen nutzen man vnd frauwen die vnkuscheit, begirde do mit zu stillen.« Weiter finden sich ganz konkrete Anweisungen, wie der Mönchspfeffer hierzu anzuwenden ist. Die »geistlich lude« mögen Blätter und Blüten in ihr Bett streuen, um vor den Anfechtungen fleischlicher Begierden gefeit zu sein. Männern rät der *Hortus*, ihr »gemecht« mit einer Abkochung der Samen und Blüten zu waschen, um ein »ragen« desselben zu verhindern.

Außer zur Minderung der männlichen wie weiblichen Libido verordnete die Klostermedizin den Mönchspfeffer jedoch auch bei Kopfschmerzen, Milz- und Wassersucht sowie vor allem zur Förderung des Milchflusses, gegen Menstruationsbeschwerden und Erkrankungen der Gebärmutter. Die Anwendung bei Frauenleiden hat sich bis in unsere Tage erhalten und bestens bewährt: Präparate mit Extrakten aus den Früchten des Mönchspfeffers werden heute bei prämenstruellen Beschwerden, Schwellung der Brüste (Mastodynie) sowie bei Zyklusstörungen eingesetzt und sind zur Verordnung zugelassen.

Die seit alters her bekannte und nunmehr wissenschaftlich belegte gute Wirksamkeit bei diesen Beschwerden beruht auf den dopaminergen Effekten des Mönchspfeffers. Er enthält Stoffe, die Diterpene, die den Neurotransmitter Dopamin hemmen und so die Ausschüttung des Hormons Prolaktin herabsetzen. Ein erhöhter Prolaktinspiegel ist die Hauptursache für die Beschwerden rund um die Menstruation, meist ausgelöst durch dauerhafte psychische und körperliche Überbelastung und den damit einhergehenden Stress.

Pfefferminze *(Mentha piperita L.)*

Nimmer fehle mir auch ein Vorrat gewöhnlicher Minze, so verschieden nach Sorten und Arten, nach Farben und Kräften. Eine nützliche Art soll die raue Stimme, so sagt man, wieder zu klarem Klang zurückzuführen vermögen, wenn ein Kranker, den häufige Heiserkeit quälend belästigt, trinkend einnimmt als Tee ihren Saft mit nüchternem Magen.

Aus dem *Hortulus*

Mit der Pfefferminze haben wir den Vertreter aus einer Pflanzengattung vor uns, der wie so viele Klosterpflanzen auf eine lange Tradition seiner Anwendung zurückblicken kann. So waren Minzen bereits den Ärzten des alten Ägypten ein wertvolles Heilmittel gegen eine ganze Reihe von Beschwerden. Um welche Minzeart oder -arten es sich dabei allerdings handelte, wird wohl ungeklärt bleiben. Dass es zahllose verschiedene Minzearten gibt, muss auch Strabo gewusst haben, denn er bemerkt: »Wenn aber einer die Kräfte und Arten und Namen der Minze samt und sonders zu nennen vermöchte, so müsste er gleich auch wissen, wie viele Fische im Roten Meere wohl schwimmen.« Welcher Minzenart er die Zeilen in seinem *Hortulus* widmete, ist nicht bekannt. Wohl aber, dass es die Pfefferminze ist,

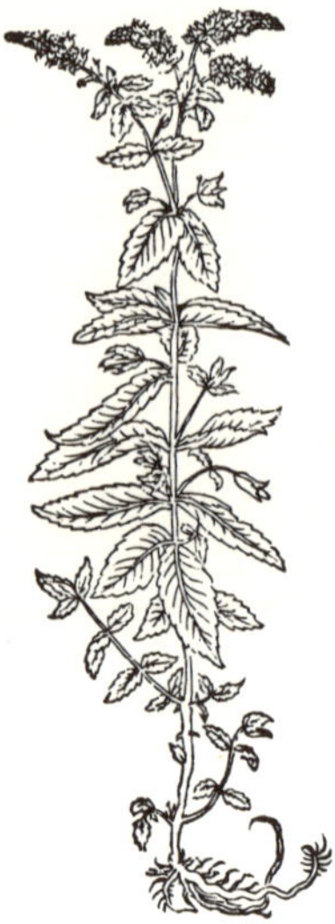

über deren arzneiliche Tugenden Dioskurides schreibt: »Der Saft, mit Essig getrunken, tötet die runden Würmer, reizt zum Liebesgenuss, bringt den Schluckauf, den Brechreiz und die Cholera zur Ruhe. Auf die Stirn gelegt, lindert er Kopfschmerzen. Überhaupt ist sie dem Magen zuträglich und eine gute Würze.« Um die Wirksamkeit der Minze gegen Kopfschmerzen weiß auch der Verfasser des *Lorscher Arzneibuches*: »Frische Minze und Ladanum reibt man mit Essig und streicht es auf die Stirn: Es heilt wunderbar!« Auch die wohltuende Wirkung bei Magenbeschwerden war in Lorsch augenscheinlich bekannt, denn »zur Erwärmung des Magens« rät eine Rezeptur zur Einnahme eines Absuds »von Raute, Dill, Minze und Sellerie – je ein Bund in drei Bechern Wasser«. Ebenso findet sich ein Bund Minze als Zutat in einem Essigmet gegen Magenschmerzen und alle Arten von Wechselfieber. Interessant ist die Anwendung zerriebener Minzeblätter gegen »Geschwüre am Kopf«, auf die davon betroffenen Stellen aufgelegt. Ganz zu schweigen von der im *Lorscher Arzneibuch* genannten Rezeptur gegen das Antoniusfeuer: »Reib gepressten Minzensaft mit Schwefel sowie Essig und streich das mit einer Feder auf.« Diese Ergotismus genannte und mit schweren Verstümmelungen einhergehende Mutterkornvergiftung wird durch vom Mutterkornpilz befallenes Getreide und Getreideprodukte ausgelöst.

Wichtigster Wirkstoff der Pfefferminze ist ihr ätherisches Öl, das Menthol, welches schmerzlindernde und entzündungshemmende Wirkungen hat. Pfefferminzöl-Präparate sind heute offiziell empfohlen zur Behandlung der Beschwerden bei Reizdarm, Bauchschmerzen, Blähungen, Völlegefühl, Verstopfung und Durchfall. Extrakte aus den Blättern sind zur Verschreibung zugelassen bei »funktionellen und motilitätsbedingten Magen-Darm-Störungen, Gastritis, Magen- und Darmkrämpfen sowie bei Ulcus ventriculi und duodeni«.

Traditionelle Anwendung in der Volksmedizin findet nach wie vor der Pfefferminztee – kaum ein Hausmittel wird häufiger bei Magen-Darmbeschwerden und Übelkeit verabreicht. Auch bei starkem Periodenschmerz lindert der Tee die Krämpfe.

Für den Tee 1 gehäuften Esslöffel Pfefferminzblätter mit 1/4 l kochendem Wasser übergießen und zugedeckt 10 Minuten ausziehen lassen. Danach abseihen und am besten ungesüßt trinken.

Minzöl bewährt sich als Zusatz zu Inhalationen bei Husten und Schnupfen und – wie schon die Alten wussten – gegen Kopfschmerzen, auf Stirn und Schläfen aufgetupft.

Salbei *(Salvia officinalis L.)*

Leuchtend blühet Salbei ganz vorn am Eingang des Gartens, süß von Geruch, voll wirkender Kräfte und heilsam zu trinken. Manche Gebresten der Menschen zu heilen, erwies sie sich nützlich.
Aus dem *Hortulus*

Dem Lippenblütler mit den charakteristischen graugrünen Blättern und dekorativen violetten Blüten wurde bereits in den frühen Hochkulturen eine außerordentliche Wertschätzung zuteil: Die Blätter des Salbei standen seit der Antike sinnbildlich für das ewige Leben und galten entsprechend als universale Medizin und wirksames Zauber- und Liebesmittel. Das gesamte Mittelalter hindurch war die Salbeipflanze als »heiligende Ratgeberin der Natur« in jedem Klostergarten vertreten. Schließlich, wie im *Regimen Sanitatis Salernitanum* zu lesen steht: »Warum stirbt denn überhaupt der Mensch, dem Salbei im Garten wächst? Salbei schafft Remedur, Salbei, der Rat der Natur!«

Die umfassende Wirksamkeit des Salbeis klingt bereits in seinem botanischen Namen an, der sich von »salvare«, heilen, ableitet. Nomen est omen, und so rühmten die Heilkräfte des Salbeis, die, wie Strabo vermerkte, bei »manchen Gebresten nützen«, auch spätere »Väter der Botanik« wie unter anderem Hieronymus Bock (1498–1554). Er notierte 1539 in seinem *New Kreütterbuch*: »Under allen stauden ist kaum ein gewechs / uber die Salbey / denn es dienet dem Artzet / Koch / Keller / armen un reichen.« Hildegard von Bingen empfahl, gegen »starke Verschleimung und stinkenden Atem«

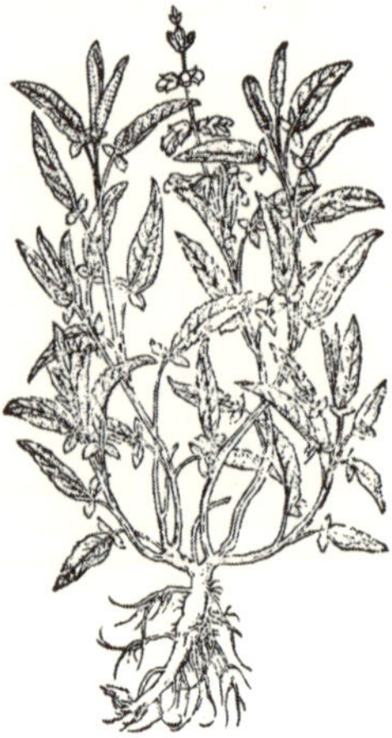

Salbeiblätter in Wein zu kochen und diese Mixtur zu trinken. Gegen mangelnden Appetit riet die Äbtissin zu einer Würzmischung aus »Salbei, Kerbel und Zwiebel in Essig«.

Eine universal wirksame Medizin ist Salbei sicher nicht. Aufgrund seiner Inhaltsstoffe, die der Wissenschaft heute bekannt sind, jedoch ein entzündungshemmendes, schwach bakterizid wirksames sowie krampf- und blähungslösendes Phytotherapeutikum. Salbei vermag zudem eine übermäßige Speichel- und Schweißabsonderung günstig zu beeinflussen. So sind Extrakte aus Salbeiblättern heute offiziell zur Behandlung von Entzündungen der Mund- und Rachenschleimhaut sowie bei Hautentzündungen empfohlen und zugelassen. Traditionell angewendet werden Spülungen mit Tee aus Salbeiblättern gegen Zahnfleischentzündungen, innerlich bei Störungen im Magen-Darm-Trakt sowie als Tee oder Inhalation bei Entzündungen der Atemwege und bei Husten. Eine ähnliche Indikation findet sich unter den Heilrezepten des *Lorscher Arzneibuches*, in denen Salbeisamen als Ingrediens eines »milden Pulvers gegen den Rotz«, das auch vom Stockschnupfen befreien soll, genannt ist.

Nicht unerwähnt bleiben soll eine kosmetische Anwendung, zu der man Salbeiblätter damals gerne gebrauchte: als »Zahnbürste«, was sich angesichts der aufgerauten Oberfläche der Blätter und der leicht bakteriziden und zusammenziehenden Wirkung der Inhaltsstoffe durchaus nachvollziehen lässt.

Für einen Salbeitee 1 Teelöffel Salbeiblätter mit 1/4 l heißem Wasser übergießen, 10 Minuten lang ausziehen lassen und 2 bis 3 Tassen pro Tag trinken.

Süßholz *(Glycyrrhiza glabra L.)*

Bereits im Altertum fand diese Pflanze Verwendung zu heilenden Zwecken und enstprechend Eingang in den klösterlichen Arzneimittelschatz. Das *Lorscher Arzneibuch* nennt drei Rezepte mit Süßholz als Zutat, wobei eines besonders von Interesse ist, da es gegen jene Be-

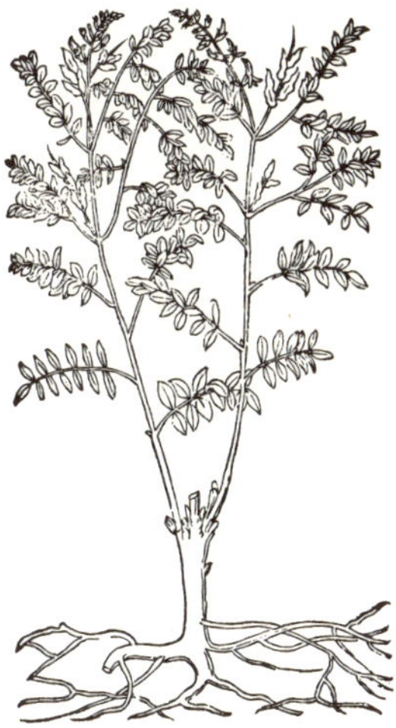

schwerden angezeigt ist, bei denen diese Pflanze auch heute eingesetzt wird. Benannt als »das Unsterblichkeitsmittel« soll es besonders »Leber- und Magenkranken, Schwindsüchtigen, Bauchflüssigen« helfen sowie »alle Schmerzen im Leibesinneren« lindern.

Heute sind Präparate mit Extrakten der Süßholzwurzel bei »funktionellen und motilitätsbedingten Magen-Darm-Störungen, Gastritis, Magen- und Darmkrämpfen sowie bei Ulcus ventriculi und duodeni« empfohlen und zur Verordnung zugelassen. Darüber hinaus wird der Saft der Wurzel aufgrund seiner schleimlösenden Wirkung bei Husten und Bronchitis, Entzündungen der oberen Luftwege und gegen Gastritis und Magengeschwüre eingenommen.

Dazu etwa 1/4 Teelöffel Süßholzsaft in 100 ml heißem Wasser auflösen. Diese Lösung, 2 bis 3 Portionen pro Tag, mäßig warm trinken.

Auch in vielen pflanzlichen Fertigarzneimitteln zur Behandlung von Leber- und Gallestörungen sowie urologischen Erkrankungen sind Extrakte der Süßholzwurzel enthalten.

Thymian *(Thymus vulgaris L.)*
Der stark duftende Lippenblütler wird seit mehr als 4000 Jahren als Gewürz- und Arzneipflanze genutzt. Sumerische Keilschriftaufzeichnungen von 2000 v. Chr. belegen, dass im heutigen Irak neben Dill und Koriander bereits Thymian angebaut wurde. Im alten Ägypten nutzte man das Kraut als duftende Beigabe bei der Einbalsamierung der Toten. In der Antike war der Thymian der Liebesgöttin Aphrodite geweiht.

Im *Lorscher Arzneibuch* findet sich das Thymiankraut in Zubereitungen, die gegen eine Vielzahl von Beschwerden und gewissermaßen als Allheilmittel angelegt waren. So eine »zur Förderung der Verdauung sowie gegen alle Gesundheitsstörungen«, welche man »gegen alle Säfte, die obenauf im Magen schwimmen, sowie gegen alle Säfte, die

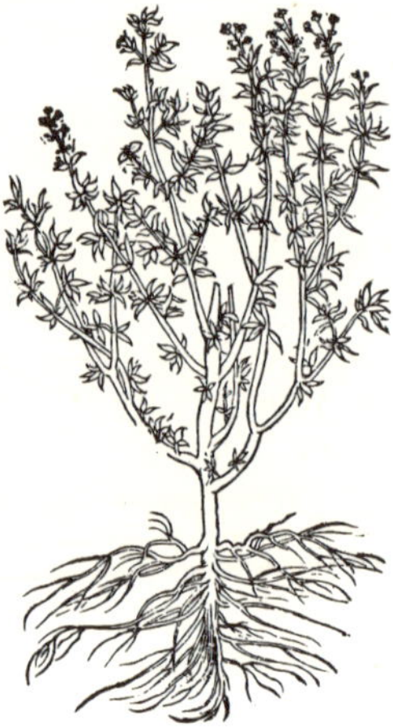

sich in den Eingeweiden zusammengezogen haben« geben soll. Ferner heilt diese Rezeptur Leber, Milz, den Husten und die »untergliederte« Krankheit, nämlich das »halbdreitägige Fieber«. Weiterhin ist Thymian Bestandteil einer berühmten Arznei namens »Kölmen- mittel«, die von den Klosterärzten ganz besonders geschätzt wurde. In bester Tradition Galens, der diese Rezeptur »Vielleben« nannte, da er sie für so heilkräftig hielt, das Leben um viele Jahre zu verlängern. Unter den Indikationen dieses wundersamen Mittels finden sich wieder Beschwerden im Oberbauch sowie der Leber und der Milz. Ein weiteres Allheilmittel mit Thymian sollte dem Lorscher Buch zufolge »keine Magenschmerzen und keine Krankheit zulassen«, allerdings musste es dafür ein ganzes Jahr über täglich eingenommen werden.

Auch in unseren Tagen lässt man Thymian bei Erkrankungen der Verdauungs- und Ausscheidungsorgane sowie der Atemwege heilend eingreifen. Seine wichtigsten Inhaltsstoffe sind ätherisches Öl, Gerbstoff und Thymol, das sehr wirksam gegen schädliche Darmbakterien ist. Diese Substanzen ergeben zusammen die krampf- und schleimlösende Wirkung und den harntreibenden wie verdauungsfördernden Effekt des Thymiankrautes. Präparate mit Extrakten daraus sind heute indiziert und zugelassen bei Katarrhen der oberen Luftwege und bei Bronchitis. Thymiantee bewährt sich bei Atemwegs- oder Verdauungsbeschwerden.

Für den Tee 1 gehäuften Teelöffel Thymiankraut mit 1/4 l Wasser übergießen, zum Kochen erhitzen oder mit siedendem Wasser übergießen und 10 Minuten lang ausziehen lassen; danach abseihen. 3 Tassen täglich trinken, mäßig warm und bei Husten mit Honig gesüßt.

Für ein Bad übergießt man 100 g Thymiankraut mit 1 l kochendem Wasser, zieht 15 bis 20 Minuten lang aus, seiht ab und setzt die Flüssigkeit dem Badewasser zu.

Wermut *(Artemisia absinthium L.)*

Brennenden Durst zu bezwingen und Fieberglut zu vertreiben, diese Wirkung durch rühmliche Kraft kennt man lang aus Erfahrung. Auch wenn plötzlich vielleicht der Kopf dir hämmert in scharfem, stechendem Schmerz oder quälender Schwindel erschöpfend dich heimsucht, wende an ihn dich um Hilfe.
Aus dem *Hortulus*

Eine der bedeutendsten Arzneipflanzen, sowohl in der Antike wie im Mittelalter, ist der Wermut: Die alten Ägypter setzten ihn therapeutisch ein, ebenso die Hippokratiker, vielfach als Zutat zu den »theriaca«. Die Einnahme dieser bitteren Medizin schien allerdings bereits den Patienten des Altertums Schwierigkeiten bereitet zu haben. Lukrez berichtet von Ärzten, die den Becher mit Wermut am Rand mit Honig bestreichen, auf dass der heilsame Trank besonders von Kindern leichter zu nehmen sei: »Während die Lippen ihn kosten, verschluckt es indessen den bittern Wermutstropfen. So wird es getäuscht wohl, doch nicht betrogen, (...)« Im alten Rom war es Sitte, die Gewinner der im Kolosseum stattfindenden Wettkämpfe mit Wermuttrank zu ehren – Gesundheit als Belohnung für den Sieg.

Wermut findet bei nahezu allen bedeutenden Autoren lobende Erwähnung, so bei Dioskurides, Plinius, Scribonius Largus, Isidor von Sevilla, Odo von Meung, Walahfrid Strabo und Hildegard von Bingen. Strabo schätzte den Wermut gegen Kopfschmerzen und nannte folgende Rezeptur: »Koche des laubigen Wermuts bitteres Grün; dann gieße den Saft aus geräumigen Becken und überspüle damit den höchsten Scheitel des Hauptes. Hast du mit dieser Brühe die feinen Haare gewaschen, lege dir auf, daran denke, zusammengebundene Blätter, und eine mollige Binde umschlinge das Haar nach dem Bade. Ehe noch zahlreiche Stunden im Laufe der Zeiten verrinnen, wirst du dies Mittel bewundern nebst all seinen anderen Kräften.« Auch Hildegard von Bingen hebt die lindernde

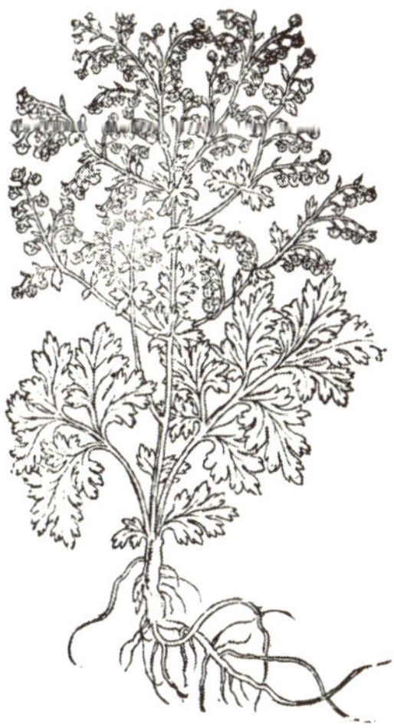

Wirkung des Wermuts bei Kopfschmerzen hervor und empfiehlt ähnlich wie einst ihr Kollege von der Reichenau: »Mache vom Saft einen genügend großen Aufguss auf Wein und feuchte das ganze Haupt des Kranken an und tue das zur Nachtzeit, wenn du schlafen gehst. Stecke den Kopf ganz in eine wollene Mütze bis zum Morgen, und das Kopfweh und der Schmerz von der Gicht im Kopf wird vergehen.«

Als Bittermittel, jener Eigenschaft, kraft derer Wermut heute am meisten Anwendung findet, lassen sowohl Strabo wie Hildegard die Pflanze unberücksichtigt. Das *Lorscher Arzneibuch* hingegen folgt ganz offensichtlich der bis heute kursierenden volksheilkundlichen These: »Was bitter dem Mund, ist dem Magen gesund.« Der Wermut ist in zahlreichen Heilzubereitungen gegen Magenbeschwerden und Störungen im Verdauungstrakt vertreten. Bei »Schwäche zur Erwärmung des Magens und gegen Ekel« wird beispielsweise angeraten: »Man kocht Wermut und Dill in Wasser auf ein Drittel ein und nimmt es. Dies reinigt, wärmt und stärkt.« Häufigen Gebrauch in der klösterlichen Medizin fand Wermut zudem in den Würzweinen. Wermutwein mit Honig, »absinthium cum melle mixtum«, war eine der beliebtesten Medizinen bei Patienten und Ärzten, welche sich diese während der Fastenzeit zur Stärkung genehmigten.

Seiner Bitterstoffe und des ätherischen Öls wegen ist Wermut auch heute eine beliebte Arzneipflanze zur Verdauungsförderung, gegen Blähungen und Appetitlosigkeit, bei Störungen von Leber und Galle sowie zur Blutreinigung. Als Gewürz gibt man ihn gerne fetten Speisen bei, da er mit seinen Bitterstoffen deren Verdauung erleichtert.

Für einen Wermuttee 1 Teelöffel geschnittenes Kraut (Herba Absinthi) mit 1/4 l kochendem Wasser überbrühen und nach 10 Minuten abseihen. Kurmäßig 3-mal täglich 1 Tasse sehr warmen Tee nach dem Essen oder nur bei Bedarf 1 Tasse Tee trinken. Alternativ eignen sich Wermuttropfen, die, wie auch Wermuttee, in jeder Apotheke erhältlich sind. Bei Bedarf gibt man 20 bis 30 Tropfen in 1/2 Glas Wasser und trinkt es schluckweise. Bei kurmäßiger Anwendung 3-mal täglich 15 bis 20 Tropfen in Wasser einnehmen.

»Macht die Kranken gesund, reinigt die Aussätzigen«

Jeder Arzt soll mit heiligem Herzen entsprechend seinem eigenen Wissen handeln. Denn die Medizin ist eine Wissenschaft des Heilens und nicht des Schädigens.
Scribonius Largus, Leibarzt von Kaiser Claudius
(10 v. Chr. – 54 n. Chr.)

»Wem die Unterschiede der Krankheiten und der Arzneien unbekannt sind«, bemerkte Hrabanus Maurus, einer der großen Gelehrten an der Hofakademie Karls des Großen im 9. Jahrhundert, »vermag nicht, für sein eigenes Wohl zu sorgen, noch wird er Sorge tragen für das Wohl eines anderen.« Eine Botschaft, die sich durch die gesamte klostermedizinische Praxis zieht.

Von so manchem, was einst in den Kesseln, Phiolen und Destillierkolben der Klostermediziner kreiiert wurde, profitieren Ärzte und Patienten noch heute: Viele bis heute bewährte Therapien basieren auf klösterlicher Tradition. Wenn auch das Vermächtnis der Klosterärzte bisweilen fremd anmutet, lässt sich vieles, was damals postuliert wurde, einer uns heute nachvollziehbaren Grundlage zuführen. Sehr anschaulich wird dies beispielsweise anhand einer Rezeptur aus dem zweiten Buch des *Lorscher Arzneibuches* gegen »Unterschenkelgeschwüre an den Schienbeinen«: »Man reibt Schimmel von trockenem Käse und etwas weicheren Schafdung zu gleichen Teilen und gibt ein klein wenig Honig hinzu: Es heilt innerhalb von 20 Tagen.« Bei genauerem Hinsehen erweisen sich die Zutaten dieser Heilzubereitung gar nicht mehr so absonderlich, wie sie auf den ersten Blick scheinen: Der Schimmel vom Käse könnte – man denke an Penicillin, erstmals aus schimmelbildenden Pinselpilzen isoliert – antibiotische Wirkung entfaltet haben, verstärkt durch die sich im Schafmist zuhauf tummelnen Bakterien. Honig bewährte sich bereits bei den alten Ägyptern und die gesamte Antike hindurch als Wundheilmittel, nicht zuletzt aufgrund seiner ebenso antibakteriellen Effekte. Andere Therapieanweisungen aus der Klostermedizin hingegen lassen schwanken zwischen Staunen und Zweifeln.

Klösterliches Heilwissen kann unser heutiges ohne Frage sehr bereichern. Doch wer sich den klosterärztlichen Praktiken zuwendet, sollte dies stets, auch bei der Lektüre der folgenden Seiten, in dem Bewusstsein tun, dass es noch mancher Forschung bedarf, um die Zuverlässigkeit der antiken Überlieferung und die Wirksamkeit der Rezepturen zu klären sowie die Krankheiten zu identifizieren, zu deren Behandlung sie empfohlen sind. Ebenso muss berücksichtigt werden, dass so manches Mal empirisch-rationale mit spekulativen Betrachtungen Hand in Hand gingen. Resultat der engen Verbindung zwischen Heilkunde und Religion, festgeschrieben in der Heiligen Schrift: »Macht die Kranken gesund, reinigt die Aussätzigen.«

»Sei freundlich zu deinem Leib«

»Es ist wichtiger, Krankheiten zu verhüten, als zu heilen« – die oberste Maxime der hippokratischen Lehren und eine Anschauung, die über Jahrhunderte hinweg ärztliches Handeln bestimmte. Im Gefolge jener Mahnung in den hippokratischen Schriften, wonach jeder Mensch bedenken solle, dass Gesundheit das höchste Gut ist, nannte später Galen (129 – 199) als vornehmstes Ziel der Medizin: »Notwendig ist daher für Ärzte das Wissen darüber, wodurch man die geschwundene Gesundheit wiedererlangt, die vorhandene schützt.«

Als wirksamstes Instrument zur Wahrung des wertvollsten aller Besitztümer galt die bewusste Lebensführung, die alle Bereiche des täglichen Lebens umfasste. Der Kanon der Lebensordnung setzte sich zusammen aus bewusstem Umgang mit Umwelt, Essen und Trinken, Ausgewogenheit von Bewegung und Ruhe, Wachen und Schlafen, Beachtung aller Ausscheidungen des Organismus und Aufmerksamkeit gegenüber Emotionen. Vernunft in allen Lebensbereichen zur Steigerung der Selbstheilungskräfte, um sich gegen gesundheitsschädliche Einflüsse zu schützen, die – obgleich so alte – erstaunlich moderne Botschaft der »diaita«, der Diätetik.

Dieser im alten Hellas wurzelnden Tradition, der Kunst der behutsamen Lebensführung, hatten sich auch die Heilkundigen der Klöster verpflichtet: Neben der Heilpflanzentherapie war sie die

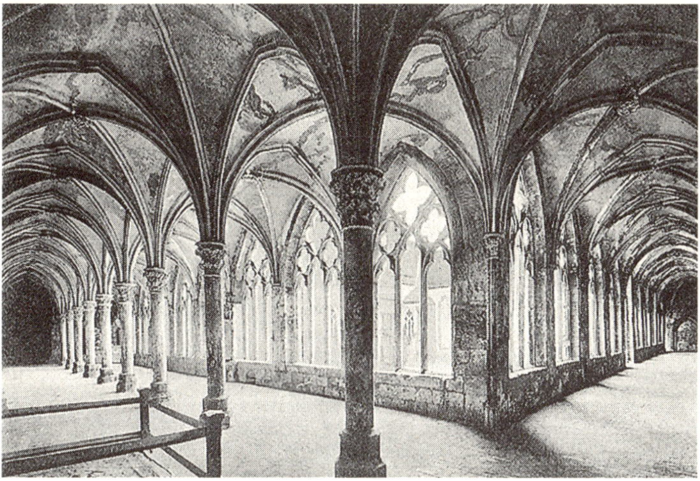

Kreuzgang im Kloster Walkenried am Harz

zweite Säule, auf der die Klostermedizin ruhte. Gesundheitsschutz nach antikem Vorbild der Diätetik war fest in der Klostermedizin und im Bewusstsein jedes Mönchsarztes verankert. Das Bemühen um die Erhaltung der Gesundheit war noch wichtiger als Arzneimittel; Heilkunst und Lebenskunde waren eng miteinander verwoben.

Isidor von Sevilla, welcher der Klostermedizin die entscheidenden Impulse gab, spricht in seiner Enzyklopädie der Künste und Wissenschaften von der Diätetik als jener »Kunst, durch die wir uns gesund erhalten«. »Medicina« leitet sich für Isidor von »Mitte« und »Maß« ab: Derjenige leistet seiner Gesundheit die besten Dienste, der um die Mitte weiß und Maß hält. In diesem Sinn ist Kranksein für Isidor Mangel und Deformation, während er Gesundheit als positiven, kreativen Prozess beschreibt, der den Menschen in Gang hält.

Die Inhalte der Diätetik wurden in einer eigenständigen Literaturgattung festgehalten, den *Regimina Sanitatis*, deren bedeutendstes jenes der Schule von Salerno war. Die in den *Regimen* niedergelegten Regeln zur Gesunderhaltung des Leibes, für alle Situationen des Alltags und für jede Altersgruppe, hatten in der klösterlichen Heilkunde einen herausragenden Stellenwert. Das Seelenheil hatte stets oberste Priorität und so war es ganz selbstverständlich, mit dem Körper, der die »anima« beherbergte, verantwortlich umzugehen: »Sei freundlich zu deinem Leib, damit die Seele Lust hat, darin zu wohnen.«

Cura corporis – Sorge um den Körper

Gemäß der Beachtung, die man der Gesundheitsvorsorge schenkte, hatte die »Cura corporis« einen hohen Stellenwert. Nicht zuletzt diente dies auch der Seelenpflege: Die »Cura corporis« war gewissermaßen das Gegenstück zur »Cura animae«, der »Sorge für die Seele«.

Zwar bemühte man sich in den Klöstern stets darum, dass die Anliegen des Körpers niemals Denken und Handeln bestimmten, dennoch sollten körperliche Bedürfnisse nicht missachtet werden. Augustin, einer der Begründer des abendländischen Klosterwesens, wünschte etwa, dass nur »so weit es die Gesundheit erlaubt« gefastet wurde. Desgleichen Benedikt, der sich von der Abwertung des Körpers distanzierte und stets betonte, dass keiner Mangel leiden solle und auch körperliche Schwächen zu tolerieren seien. Einigkeit unter den Klostervätern herrschte auch darüber, dass ausreichend Schlaf und Ruhepausen unabdingbar für die Gesunderhaltung seien. Bemerkenswert in diesem Zusammenhang ist auch, dass man bestimmte Beschwerden durch das Leben im Kloster verursacht sah. Erkältungskrankheiten beispielsweise waren recht häufig unter den Ordensleuten, was auf die Kälte, die in den Klöstern des Mittelalters herrschte, zurückgeführt wurde. Weit verbreitet waren auch Krampfadern, welche – wie die Quellentexte belegen – durch das viele Stehen beim Chordienst begründet waren.

Welche große Beachtung man in den Klöstern den komplexen Zusammenhängen von Gesundheit und Ernährung, Lebensumständen, Klima und anderen Einflüssen schenkte, zeigen die diesbezüglichen Ordensvorschriften, die »Constitutiones«. Diese sind vielfach bemerkenswert fortschrittlich und unserem heutigen Bemühen, durch die Lebensweise zu beeinflussende Risikofaktoren zu erkennen und zu vermeiden, erstaunlich ähnlich.

Die auf den Ordensvorschriften zur klösterlichen Lebensführung basierenden »Cura corporis«-Texte vermitteln uns heute nicht nur, welche Pflege man in den Klöstern den Kranken angedeihen ließ, sie gewähren ebenso Einblick in den mittelalterlichen Klosteralltag. Ernährung, Kleidung, Schlafzeiten und Tagesablauf der Mönche, alles das findet Erwähnung und lässt auch Rückschlüsse auf das Leben außerhalb der Klostermauern zu: Der allgemeine Lebensstandard einer Gesellschaft spiegelte sich stets im Klosterleben der betreffenden Epoche wider.

Wie sich anhand der »Cura corporis« zeigt, kamen Hygienebestrebungen in den Klöstern des Mittelalters nicht zu kurz. Zweifelsohne waren sie nicht mehr so ausgeprägt wie in der Antike, dennoch war man sich der Wichtigkeit der täglichen Reinigung und Pflege des Körpers vollauf bewusst.

In den Regeln von Benedikt wie Augustinus waren Bäder vornehmlich für die Kranken, »sooft es ihnen gut tut« und »wenn es die Schwäche des Körpers notwendig macht« vorgesehen. Das Eintauchen in den Zuber war für die Ordensleute ein Luxus, der ihnen nur alle paar Monate an festgelegten Badetagen vergönnt war.

Einige Ordensvorschriften weisen darauf hin, dass das Baden freiwillig ist. Wer aus moralischen Bedenken heraus, die durchaus bestanden, nicht baden wollte, war dazu nicht verpflichtet. Wohl aber zum morgendlichen und abendlichen Waschen des ganzen Körpers und mehrmals täglich des Gesichts – beides galt als Selbstverständlichkeit. Ebenso das Händewaschen vor und nach den Mahlzeiten, über dessen »Nutzbarkeit« die Salernitanischen Gesundheitsregeln bemerken: »Nach Essen wasch die Hände dein, von vil Beschwerden wirst frey sein. Gesund ist allzeit, zwenfach nutzt. Säubert die Händ, die Augen butzt.«

Immer samstags war Fußwaschtag im Kloster, an dem man sich unter Psalmengesang gegenseitig die – zuvor bereits gewaschenen – Füße wusch: Die Fußwaschung hatte mehr zeremoniellen denn reinigenden Hintergrund und galt schon in der Antike als Akt der Menschlichkeit und Nächstenliebe. Aus Rücksicht auf die körperliche Empfindlichkeit wurde dazu sogar warmes Wasser verwendet.

Zur Körperpflege gehörte auch die regelmäßige Rasur, schließlich trugen die Mönche im Hochmittelalter keinen Bart. Rasiert wurde gegenseitig und in zwei Reihen im Kreuzgang sitzend – allerdings nicht jeden oder alle drei Tage, sondern im Zwei-Wochen-Takt. War der Bart geschoren, wurde die mönchische Tonsur begradigt, bevor es ans Haarewaschen mit Lauge und die Pflege der Nägel ging – die Rasurtage waren ganz allgemein für die Pflege des gesamten Körpers reserviert.

Zur Durchführung der täglichen »Cura corporis« gab es geräumige sanitäre Einrichtungen, wie anhand des St. Gallener Klosterplans (s. S. 30/31) ersichtlich ist. Zur Grundausstattung jeden Klosters gehörte neben dem Bade- und Waschraum des Krankenhauses ein eigener Bade- und Waschraum für die Mönche. Dem Abt und den Novizen standen gesonderte Nassräume zur Verfügung, während der Abtritt, ungeachtet der Rangstellung, von allen gemeinsam genutzt wurde. Wie aus überlieferten Schriften zur Ausstattung der Latrinenanlage hervorgeht, sollte durch diese Wasser geleitet und gestaut werden. Es gab also bereits so etwas wie eine Wasserspülung. Andere Textstellen geben uns Aufschluss über das Toilettenpapier dieser Zeit: Heu oder Holzspäne, fürwahr einigermaßen rustikal, aber immerhin. Darüber hinaus waren die Mönche auch zum regelmäßigen Großreinemachen aller Räumlichkeiten der Klosteranlage verpflichtet; nicht nur im Dienste der Hygiene, sondern auch zur Vermeidung der Ausbreitung von Seuchen.

So herrschten in den Klöstern des Mittelalters meist bessere hygienische Verhältnisse als in den weltlichen Haushalten dieser Zeit. Dies gründet allerdings nicht ausschließlich auf einem größeren Gesundheitsbewusstsein, sondern vielmehr auf den besseren materiellen Verhältnissen, in denen die Geistlichkeit damals lebte.

So nimmt es nicht Wunder, dass die Klöster bis heute eine reiche Palette an Toilettenartikeln zu bieten haben: Mundwässer, Seifen, Cremes und Duftwässer, wertvolle Essenzen und hochprozentige Einreibungen, um nur einige zu nennen. Aus dem umfangreichen Repertoire schöpfte nicht nur der Klerus. Auch von den Weltlichen bezog, wer es sich leisten konnte, alles, was er für seine Körperpflege brauchte, aus den Klöstern.

Die Kunst der behutsamen Lebensführung

Wenn die Gesundheit fehlt, kann die Weisheit sich nicht zeigen, die Kunst nicht offenbar werden, aller Reichtum nicht nützen, der Verstand sich nicht auswirken.
Herodikos von Chalkedon, Arzt der Schule von Alexandria, 3. Jh. v. Chr.

Gesundheitsvorsorge in der Tradition der Diätetik beeinhaltete stets, die Einflüsse von Klima, Lebensbedingungen und nicht zuletzt der Nahrungsmittel auf den Menschen zu berücksichtigen. Einen eindrucksvollen Beleg hierfür liefert ein Traktat über gesunde Ernährung aus dem *Lorscher Arzneibuch*, das im Rahmen der klösterlichen Küchentradition auf S. 167f. vorgestellt wird. Auch in anderen mittelalterlichen Arzneibüchern und Rezeptsammlungen mangelt es nicht an Vorschriften, die den diätetischen Prinzipien Rechnung tragen: Neben zahllosen prophylaktisch wirksamen Arzneien finden sich bei vielen Heilzubereitungen Angaben darüber, wie sich der Patient ernähren und ob er zusätzlich Bäder, Waschungen und Einreibungen vornehmen soll, um die Wirkung der betreffenden Arznei zu verstärken und den Heilungsprozess zu unterstützen.

Benedikt ließ es in seiner *Regula* neben der geschilderten umfassenden Fürsorge für die Kranken, Greise und Kinder ebenfalls nicht an Weisungen zur »Wahrung und Förderung rüstiger Gesundheit« fehlen. Seine Anordnungen treffen Vorsorge für ein »rechtes Maß« der Speisen und Getränke sowie auch für erholsamen Schlaf – nicht gemäß alter Tradition am Boden, sondern in Betten. Auch über die Schlafdauer äußert er sich: »Unter Beachtung vernünftigen Überlegens« sollen die Ordensleute in den Wintermonaten zwei Stunden nach Mitternacht aus ihren Betten steigen. Dass Benedikt der Meinung ist, die Mönche können unter dieser Maßgabe »erquickt sich erheben« erscheint angesichts der frühen Uhrzeit einigermaßen keck und wenig gesundheitszuträglich. Seine Maßgabe muss allerdings vor dem Hintergrund gesehen werden, dass die damalige Zeitrechnung eine andere war als heute. Man berechnete die Längen der zwölf Stunden der Nacht von Sonnenuntergang bis Sonnenaufgang, wodurch jede Stunde länger wurde als sechzig Minuten.

Vor dem bisher gepredigten Ideal der permanenten Ermüdung von der Arbeit bedeutete die von Benedikt gebilligte Schlafdauer durchaus einen Fortschritt. Gleichwohl lag die »Winterschlafverordnung« an der Grenze des Zumutbaren, worüber sich Benedikt auch im Klaren gewesen zu sein scheint. Denn er ordnete an, dass jene Mönche, die noch tief schlummern, von ihren Brüdern in »gemessener Weise« geweckt werden mögen: »Wenn sie zum Gottesdienst aufstehen, sollen sie sich gegenseitig behutsam ermuntern, damit die Schläfrigen keine Ausrede haben« – so Benedikts Regel zur »Nachtruhe der Mönche«.

Auf die Sommerzeit konnten sich die Ordensleute freuen, denn in diesen Monaten war ihnen kraft Benedikts Regel mittags eine Stunde Ruhe gegönnt – zur Siesta oder stillen Lesung. Schließlich waren die Nächte kürzer und die täglichen Arbeiten damit länger und anstrengender. Dass Benedikt für Sommer und Winter eine unterschiedliche Schlafdauer vorgibt, lässt vermuten, dass er auch andere Bereiche des täglichen Lebens den Jahreszeiten angepasst hat. In der Tat ist der Tagesablauf in einen auf die Jahreszeit abgestimmten dreiteiligen Stundenplan zwischen Lesung, Gottesdienst und Handarbeit gegliedert. Ein wohl überlegtes Verhältnis zwischen Ruhe, Gebet und Arbeit – ganz nach hippokratischem Vorbild im Dienst der Gesunderhaltung und gemäß »ora et labora«, bete und arbeite.

Die benediktinische Gesundheitspflege umfasste selbstverständlich auch die Ernährung. Nicht nur, was deren Quantität, sondern vielmehr noch, was deren Qualität anging: Die alte Mönchsspeise grüne Kräuter, und zwar als Rohkost, schaffte der Mann aus Nursia zugunsten zweier warmer Gerichte täglich ab, wobei die Hauptmahlzeit mittags eingenommen wurde. Auch beim Weingenuss war er nicht allzu päpstlich; mehr hierzu jedoch ab S. 177.

Nicht vergessen im Benediktinischen Regelwerk wurde die Kleidung der Mönche. So sollten diese nicht mehr barfüßig wandeln, sondern Schuhe nebst Socken erhalten. Angesichts der in unseren Breiten herrschenden Temperaturen und der kalten Steinböden, die das ohnehin eine robuste Gesundheit erfordernde Raumklima in den Klöstern nicht gerade gemütlicher machten, nur vernünftig. Ein geradezu kühnes Novum war die Anordnung Benedikts, die Mönche mögen jeder zwei Kleider bekommen, damit jeweils eines gewaschen werden kann. Zuvor war es mönchisches Ideal, nur ein einziges Gewand und dieses schmutzig zu besitzen.

»Soll dich Gesundheit erfreuen und soll es immer dir wohl seyn«

Schuel und Weeg zu der Gesundheit.
Mit was geringen Mitteln man die Gesundheit und Leibskräfften fristen und erhalten möge; und was hingegen diroselben schädlich und das Leben abkürzen thue.
Welche die weltberühmte und uralte Schuel zu Salerno dem König in Engeland in lateinischer Sprach zugeschrieben. Alles aus dem Lateinischen Jedermann zu besserer Wissenschaft in das Teutsche in kleine Reime treulich übersetzt worden.
Mit Bewilligung der Oberen.
Aus dem *Regimen sanitatis saleritanum*

Unter den zahlreichen Handbüchern zur Gesundheitspflege erlangte das *Regimen sanitatis salernitanum*, die Gesundheitsregeln der Medizinischen Schule von Salerno, die größte Bekanntheit. Die im 12. Jahrhundert zur vollen Blüte gelangte Schule war über lange Zeiten hinweg in ganz Europa, nicht zuletzt ihrer berühmten Kuren und Ärzte wegen, maßgebend für die Medizin und deren Entwicklung: Das südlich Neapels liegende Salerno war das Zentrum der medizinischen, aber auch der literarischen und philosophischen Bildung dieser Zeit. Damals standen Natur und Geisteswissenschaft noch in enger Beziehung zueinander, weswegen man nicht Medizin allein, sondern ein auch Philosophie, Literatur und weitere Naturwissenschaften umfassendes »Studium generale« absolvierte. Grundsatz der Schule von Salerno war jedoch stets »consule naturam«, »ziehe die Natur zu Rate«: Den Salernitanern eilte der Ruf voraus, dass sie der Erfahrung auf dem Boden der Naturerkenntnis näher standen als dem Buchwissen.

Entsprechend der enormen Bedeutung, die Salerno vor allem dem Stauferkaiser Friedrich II. und seinen Medizinalgesetzen zu verdanken hat, nennt die Medizingeschichte die Zeitspanne von 1100 bis 1225 Salernitaner Periode und die davor liegende Epoche der Klostermedizin vorsalernitanische Periode.

Unter dem Motto »Soll dich Gesundheit erfreuen und soll es immer dir wohl seyn« und ganz im Sinn der antiken Diätetik hält das in der Glanzzeit Salernos entstandene *Regimen* zahlreiche präventivmedizinische Ratschläge bereit. In 3526 gefällige, oft recht heitere Verse gefasst, verlor dieses Hauptwerk der Schule von Salerno bis in die Neuzeit nicht an Bedeutung – für die ärztliche Praxis inner- und außerhalb der Klöster wie für die eigenverantwortliche Gesundheitsvorsorge jedes Einzelnen. Gleich zu Beginn nennt das *Regimen*, was generell zur möglichst langen Erhaltung der Gesundheit Beachtung finden sollte:

»Ein schöne Lehr für den Gesund/
das Leben längern machet kund.
Die Schuel verschreibet daß man halt/
Die Stuck so folgen/ Jung und Alt.
Groß Sorgen, Zorn und Trunckenheit/
und auch den Schlaf zu Mittag meid/
zu Nacht zu vil nit trinck noch iß/
so stehest auff vom Schlaff gar süß/
Auch jedermännlich wol waist/
nach Essen sitzen/ machet faist/
Nach Essenszeit du allzeit steh/
tausend/ auch mehr Schritte geh.
Dein Wasser/ noch die Wind verhalt/
so lebst du lang / und werdest alt/
Dis sennd die Stuck des Lebens stärck/
zu halten dise fleißig merck.«

(Aus der Fassung von 1680, gedruckt zu Augsburg von Leonhard Zacharias)

Die salernitanischen Gesundheitsregeln befassen sich, mitunter in recht amüsanter Tonart, mit einer Vielzahl von Befindlichkeitsstörungen: meist einfachen Alltagsbeschwerden wie dem »Kopff-Wehe«, dem »Sausen und Klingen der Ohren« sowie damit, »was das Gehör schwächt und verstopfft«, »was den Menschen haiser macht« und wie beispielsweise bei »verhaltenen Winden im Leib« vorzugehen sei. »Schmerzet nach vielem Getränk das Haupt«, so das *Regimen*, »trinke man Wasser«. Ferner reibe man, wann immer »den Scheitel des Hauptes und die Stirn ein Brennen belästigt, mäßig und oft zugleich die Stirn und die Schläfe, und mit warmen gekochten Nachtschatten wasche man beides«. Gegen das »Zahnwehe« sammle man »die Körner des Schnittlauchs und verbrenn sie mit Bilsenkraut und ein wenig Weihrauch gehörig, dann lass durch einen Trichter den Rauch an den leidenden Zahn gehen«. »Zur Stärkung des Hirns und Verstands« geben die Regeln den probaten Rat: »Wasche des Morgens mit kaltem Wasser die Augen und Hände; geh dann ein wenig umher und strecke mäßig die Glieder; kämme die Haare und reibe die Zähne; das gibt dem Gehirne Kraft und den übrigen Gliedern. Erwärm nach dem Bade dich, nach dem Essen steh oder geh; sey nach der Entleerung enthaltsam.« Um das »Gesicht«, sprich die Sehkraft zu stärken, heißt es im Werk aus Salerno: »Eisenkraut, Fenchelsamen, Rosen, Schöllkraut und Raute; hieraus ein Wasser gemacht wird den Augen Helligkeit geben.«

Darüber hinaus nennen die Regeln die Vorzüge zahlreicher Heilpflanzen und Nahrungsmittel wie des Einhaltens einer bestimmten Ernährungsweise: »Jedem auch gilt der Rath, sich an bestimmte Diät zu gewöhnen. Also richte sie ein, daß nicht ein Wechsel sey nöthig, denn er gefährdet dein Leben, mir sey Hippocrates Zeuge, kräftiger ist bestimmte Diät als die Mittel der Heilkunst; lebet man ihr nicht nach, ist schlecht man gerathen und thöricht.«

Auch Pro und Contra von Mittagsschläfchen und ausgiebigen Umtrunken kommt im *Regimen* zur Sprache: »Mittags Schlaf schädlich ist: Zu Mittag schlafen bringen thut Haupt-Flüß und Fieber/ Schlag Unmuth.« Zur Linderung der Nachwehen einer feuchtfröhlichen Nacht riet die salernitanische Gesundheitsschule: »Wer je zu Nacht vil truncken hat/trinck früh ein wenig/leicht nit schadt. Denn weil vil Wein spat macht vil Rauch/ein Trunck zum Löschen morgens brauch.« Eine Empfehlung, die sich über die Jahrhunderte hinweg bis heute im beliebten Frühschoppen bewährt hat.

Wohlbehalten durch den Jahreslauf

Als unerlässlich zur Pflege von Gesundheit und Wohlbefinden galten die Monatsregeln und Monatstränke, denn »Wer diese einnimmt, wird immer wohlbehalten bleiben ...« – so steht es im *Lorscher Arzneibuch* (s. S. 133f.), dem frühesten schriftlichen und zugleich mit bedeutendsten Zeugnis der Klostermedizin. Ebenso die Gesundheitsregeln für die einzelnen Monate des Jahres, bei deren Befolgung Störungen des Wohlbefindens nicht zu befürchten und Arzt wie Medikamente überflüssig waren.

Heilzubereitungen und Gesundheitsregeln für die verschiedenen Jahreszeiten und Monate des Jahres erfreuten sich bereits bei den alten Ägyptern und die gesamte Antike hindurch großer Beliebtheit. Im Land am Nil gab es die »verworfenenen Tage«, an denen bestimmte Dinge im Hinblick auf das körperliche wie geistige Wohlergehen tunlichst zu unterlassen waren.

Neben jenen des *Lorscher Arzneibuches* kursierten viele andere auf die verschiedenen Jahreszeiten abgestimmten Maßgaben, alle getragen von dem Bemühen um die Erhaltung der Gesundheit.

Das *Lorscher Arzneibuch* enthält die folgende »Liste der übers Jahr einzunehmenden Lautertränke«:

Von März bis Mitte April: Liebstöckelblätter, Brunnenkresse, Fenchel, Schwarzer Nachtschatten, einige Pfefferkörner und Honig in ausreichender Menge. Daraus bereitest du einen Trank mit Wein und nimmst ihn jeden Morgen ein. Ebenso sind Johanniskraut und Pfeffer in der Frühlingszeit zu gebrauchen.

Von Mitte April bis Mitte Juni: Du bereitest in gleicher Weise einen Lautertrank und verwendest dazu Gamander, Bibernell, Batunge, Odermännchen, Schafgarbe, Ochsenzunge, Engelsüß, genügend Pfeffer und Honig.

Von Mitte Juni bis Mitte September ist Wermut, Poleiminze, Tausendgüldenkraut, ein wenig Mastix und genügend Honig zu verwenden.

Ebenso ist von Mitte September bis Mitte März zu verwenden: Ingwer, Kostwurz, Narde, Gewürznelke, Zimt und genügend Pfeffer. Davon bereitest du einen Trank wie oben.

Welchen Trank wir in den einzelnen Monaten verwenden sollen:

Januar: Ingwer / Februar: Odermennig, Eppichsamen / März: Raute, Liebstöckel / April: Betonie, Kleine Bibernelle / Mai: Wermut, Fenchelsamen / Juni: Salbeiblüten / Juli: Weinblüten / August: Polei / September: Mastix, Meerkostwurz / Oktober: Gewürznelke, Pfeffer / November: Zimt / Dezember: Narde

Der klösterliche Therapiekanon

Die Medizin kommt den Patienten durch gewisse therapeutische Maßnahmen zu. Erstens, sie versucht durch Diät zu gegebener Zeit dem Kranken zu nutzen und zweitens, wenn dies nicht hilft, benutzt sie die Kraft der Arznei. Diese ist vermögender und wirksamer als Speisen und erst dann, wenn die Schwierigkeiten immer noch nicht weichen, ist sie gezwungen, das Messer und schließlich das Brenneisen zu benutzen.
Scribonius Largus, Leibarzt von Kaiser Claudius

Die klostermedizinische Behandlung von Erkrankungen bestand überwiegend in der Darreichung von Arzneimitteln: War die Diagnose anhand der Vier-Säfte-Lehre gestellt (s. S. 110f.) und der Ursprung der Krankheit erkannt, wurde das dazu passende Gegenmittel, das Antidot, ausgewählt. Bei den klösterlichen Arzneien handelte es sich – wenn auch vereinzelt Mineralien und Substanzen tierischen Ursprungs zum Einsatz kamen – größtenteils um Zubereitungen aus heilkräftigen Pflanzen. Ebenso zahlreich im Behandlungskanon vertreten waren ernährungsmedizinische und prophylaktische Maßnahmen. Die auf den vorangegangenen Seiten dargestellte Kunst der behutsamen Lebensführung, die Diätetik, war, wie erwähnt, die zweite Säule, auf der die Klostermedizin ruhte.

Wenn erforderlich, nahmen die Klosterärzte auch kleine Eingriffe vor, wie Schröpfen, Klistieren und vor allem den Aderlass. Die Chirurgie nahm jedoch, sieht man von Maßnahmen der »kleinen Chirurgie« (s. S. 129) mit Messer und Brenneisen einmal ab, im klostermedizinischen Repertoire einen relativ kleinen Raum ein. Dies mag angesichts der hohen chirurgischen Kenntnisse des Spätmittelalters und der großen Wundärzte an den medizinischen Schulen von Salerno, Montpellier und Paris, nicht zu vergessen der arabischen

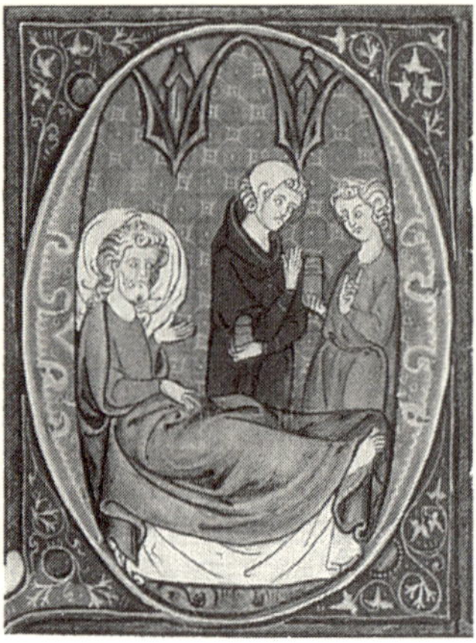

Mönchsarzt und sein Schüler beratschlagen sich am Bett des Kranken (Initial einer Handschrift um 1280)

Medizin, verwundern. Doch einerseits neigte sich die Epoche der Klostermedizin in der Zeit, als die Chirurgie aufblühte, bereits ihrem Ende zu, andererseits waren den Klosterärzten blutige Eingriffe, wie erwähnt, untersagt.

Der enorme Stellenwert der Arzneimitteltherapie und Pharmazie, wonach die Medizin als Erstes »Zuflucht zur Kraft der Heilmittel« sucht und erst dann, »wenn sich nicht einmal bei diesen Mitteln die Beschwerden beheben lassen, gezwungenermaßen zum Schneiden oder schließlich zum Brennen« greift, entsprach noch ganz dem aus der Antike übernommenen medizinischen Erbe. Dies wird auch aus einem Brief des Aulus Cornelius Celsus, Verfasser des Buches *De re medica* deutlich: »Denn dieser Teil der Medizin ist wohl der notwendigste, sicherlich der älteste, und deswegen der zuerst bekannt und berühmt gewordene, wenn es wirklich wahr ist, dass die Alten mit Kräutern und deren Wurzeln die Schädigungen des Körpers geheilt haben, weil sich das furchtsame Geschlecht der Sterblichen in den Anfängen nicht gern dem Messer und dem Feuer anvertraute.« Zudem entsprach die Behandlung mit diversen Arzneien den Möglichkeiten, die der mittelalterlichen Medizin zur Verfügung standen, auch am meisten.

Vier Elemente, vier Säfte

Vierfacher Art sind die Säfte, den vier Elementen entsprechend.
Denn wie das Blut wohl der Luft und das Wasser dem Schleime antwortet,
gelbe Galle dem Feuer, entspricht auch die schwarze Galle der Erde.
Aus dem *Regimen sanitatis salernitanum*

Was unter Gesundheit und Krankheit zu verstehen ist und weshalb ein Mensch erkrankt, bewegt die Gemüter seit Anbeginn der Zivilisation. War man im alten Ägypten der Auffassung, dass die Gesundheit eines Menschen überwiegend vom Wohlwollen der Götter abhängt, galten nach der Zeitenwende bis zum Heraufdämmern der Neuzeit vor allem »schlechte Säfte« als Ursachen eines gestörten Wohlbefindens. Denn da der Mensch, wie man nicht zu Unrecht annahm, aus den »Säften des Mannes«, dem Sperma, entsteht, folgerten die Wissenschaftstheoretiker des Altertums, dass die Säfte und deren Zusammensetzung ursächlich für Gesundheit und Krankheit verantwortlich sind. Daraus entstand die Lehre von den vier Säften, nach lateinisch »humores«, Säfte, Humoralpathologie benannt. Galen brachte diese Theorie in ein in sich schlüssiges System, das der Medizin über 1500 Jahre hinweg als Grundlage jeden therapeutischen Handelns diente.

In der Humoralpathologie werden Krankheitszustände auf ein Ungleichgewicht der Säfte zurückgeführt und entsprechend ist es Aufgabe der Arzneien, dieses wieder auszugleichen – durch Beeinflussung der Säftequalität und durch Abführen überschüssiger Säfte, genannt »materia peccans«.

Für Galen war jede Substanz, die auf den Körper verändernd einwirkt, ein Arzneimittel. Im Gegensatz zur Nahrung, die vom Körper aufgenommen wird, diesen jedoch nicht verändert: »Die Nahrung wird vom Körper besiegt, während die Arznei Siegerin ist.«

Gemäß der These der Zusammensetzung der belebten und unbelebten Natur aus vier verschiedenen Elementen, beruht auch die Säftelehre auf der antiken Vorstellung, dass jeder lebende Organismus Blut, Schleim, rote und schwarze Galle enthält, die so genannten vier Kardinalsäfte. Galens System zufolge gilt die Ausgewogenheit der vier Säfte als Grundbedingung für Gesundheit, deren Ungleichgewicht hingegen macht den Körper anfällig für Krankheiten. Mangel oder Überschuss wie auch die Verdorbenheit der verschiedenen Säfte sah man ursächlich für Störungen des Wohlbefindens. Durch die Gabe geeigneter Medikamente suchten die Ärzte, das Gleichgewicht der vier Säfte wiederherzustellen: Mangel oder Überschüsse auszugleichen oder Schädliches aus dem Körper auszuleiten. Letzteres Ansinnen ist Ziel und Zweck der diversen Reinigungstränke und Klistiere sowie ganz besonders auch des Aderlasses – Therapien, die das gesamte Mittelalter hindurch und weit darüber hinaus enorm verbreitet waren und häufig angewendet wurden.

Das Verhältnis der Säfte untereinander erachtete man nicht nur als maßgeblich für den Gesundheitszustand, sondern auch für das Zustandekommen der Hautfarbe eines Menschen: »Die vier Säft in uns weilen und jeglichem Farbe ertheilen« steht in den Gesundheitsregeln der Schule von Salerno zu lesen. Basierend auf der Annahme, dass bei jedem Menschen einer der Säfte überwiegt, erklärte man sich – wie im *Lorscher Arzneibuch* niedergelegt – auch die unterschiedlichen Temperamente seiner Zeitgenossen: »Das Blut macht die Menschen gütig, ehrlich, bescheiden und freundlich. Die Rote (Gelbe) Galle macht sie jähzornig, erfinderisch, scharfsinnig, leichtsinnig: Sie bewirkt, dass man reichlich speist und schnell verdaut. Die Schwarze Galle macht heimtückisch und neidisch. Der Schleim bewirkt einen untersetzten Körperbau, er macht die Menschen wachsam und lässt die Haare schnell grau werden; er macht nachdenklich, weniger kühn.«

Diese Vorstellung von den verschiedenen Temperamenten hat sich bis heute in den Begriffen Choleriker, Melancholiker, Sanguiniker und Phlegmatiker im Sprachgebrauch erhalten. Bemerkenswert sind die Parallelen der Vier-Säfte-Lehre zu den Konzepten der traditionellen chinesischen und indischen Medizin. In diesen Medizinsystemen geht man ebenso vom Gleichgewicht der, hier allerdings fünf, Elemente als Voraussetzung für Gesundheit aus und jedwede Therapie verfolgt das Anliegen, deren Disharmonie zu vermeiden oder auszugleichen.

Klösterliche Krankenfürsorge

Ich war krank, und ihr habt mich besucht.
Matthäus 25, Vers 36

Das ältere Mönchtum und die frühchristlichen Einsiedler standen der Gesundheitspflege wie auch der Krankenversorgung noch skeptisch gegenüber und Krankheiten wurden vielfach einfach ignoriert. Benedikts Regeln waren hingegen bereits von großer Aufmerksamkeit für die Bedürfnisse der Kranken geprägt. Die Mönche und Nonnen und mehr noch die Äbte waren angehalten, für kranke Brüder und

Schwestern eifrig Sorge zu tragen, damit sie nichts entbehrten. Auch bei anderen Orden gibt es detaillierte Weisungen, wie Kranke und Schwache behandelt werden sollten.

Fühlte sich ein Ordensmitglied nicht wohl, hatte es dies seinem Vorgesetzten zu melden. Besserte sich die Verfassung nicht binnen einiger Tage, wurde der Betreffende mitsamt seinem Bettzeug und Essgeschirr in das Krankenhaus eingewiesen. Das Infirmitorium hatte verschiedene Räume, unterteilt in solche für Schwerstkranke und für nur leicht Erkrankte. Ebenso standen den Kranken eigene Wasch- und Baderäume zur Verfügung. Natürlich auch eine eigene Kirche, denn schließlich musste auch für das Seelenheil der Kranken Sorge getragen werden. Die Patienten, die das Krankenhaus nicht verlassen konnten, hörten die Messe in der Kirche des Infirmariums, mit Bettlägrigen wurde direkt am Krankenbett gebetet.

Die Infirmitorien der abendländischen Klöster waren die ersten gut eingerichteten, für ihre Zeit vorbildlichen Krankenhäuser. Wie

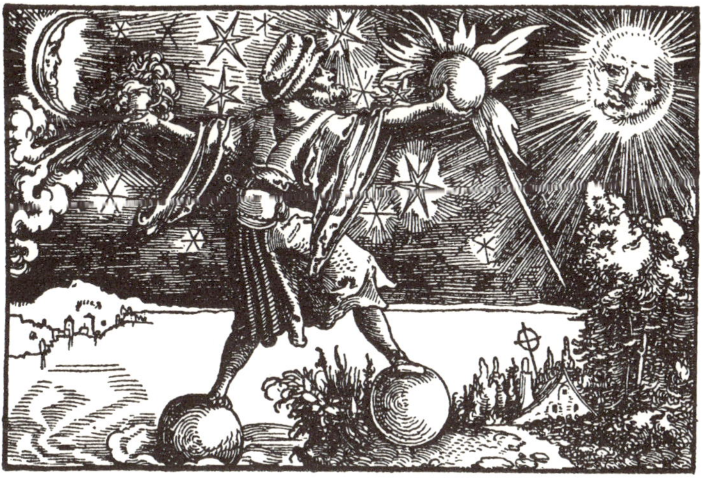

Der Mensch bedarf akrobatischer Geschicklichkeit, um sich das Gleichgewicht des Wohlbefindens und der Gesundheit im Spannungsfeld der vier Elemente zu erhalten. (Holzschnitt des Petrarca-Meisters, 16. Jahrhundert)

komplex der Krankentrakt der Klöster war, davon zeugt der auf S. 30/31 vorgestellte Idealplan des Klosters von St. Gallen.

Der Aufenthalt im Krankenhaus diente vor allem der Kräftigung und Erholung, ebenso wie die Krankenversorgung ganz generell mehr pflegenden Charakter hatte: Die Patienten bekamen reichlicher und besser zu essen, durften mehr schlafen und wurden von einigen Aufgaben des Konventdienstes wie auch von Strafen befreit.

Ein zentraler Aspekt der klösterlichen Krankenpflege war die Umstellung der Ernährung. So bekamen die Kranken Fleisch, was den Gesunden sonst nicht gestattet war, zudem gab es besseres Brot und zur Stärkung Eier und Käse. Ansporn genug für Simulanten: Wie aus kritischen Bemerkungen in den alten Quellen hervorgeht, suchte so manches Klostermitglied durch vorgetäuschte Leiden seinen Speiseplan ein wenig zu bereichern und insbesondere das Fleischverbot zu umgehen. Jenen Ordensmitgliedern, die zur Ader gelassen wurden, stand die kräftigere und vor allem fleischhaltige Krankenkost zu. Dass auch dies weidlich ausgenutzt wurde, ist im Schrifttum hinreichend belegt.

Zwar war Wein seit Benedikt auch den Gesunden erlaubt, allerdings in Maßen. Purer Wein, wie auch die beliebten und mit bestimmten Kräutern versetzten Würzweine galten mehr als Heil-, denn als Genussmittel und waren entsprechend für die Kranken bestimmt. Trotz allem sprachen die Klosterleute den heilkräftigen Rebensäften auch in gesunden Tagen reichlich zu.

Doch zurück zu jenen Patienten, die tatsächlich der Pflege bedurften. Wie aus den alten Quellen hervorgeht, war man sich in den Klöstern sehr wohl bewusst, dass der kranke Körper zu seiner Kräftigung und Genesung besserer Speisen, mehr Schlaf und Ruhe sowie Wärme bedarf. So wurde Patienten in den Klöstern alle nur erdenkliche Fürsorge geboten. Die Kranken wurden jedoch nicht nur durch reichhaltigere Kost und andere Erleichterungen geschont, sondern natürlich auch ärztlich und medikamentös behandelt.

Der Arzneischatz der Klosterapotheken

Den pflanzlichen Heilmitteln, die den größten Anteil am klösterlichen Arzneischatz hatten, widmete sich das vorangegangene Kapitel. Die

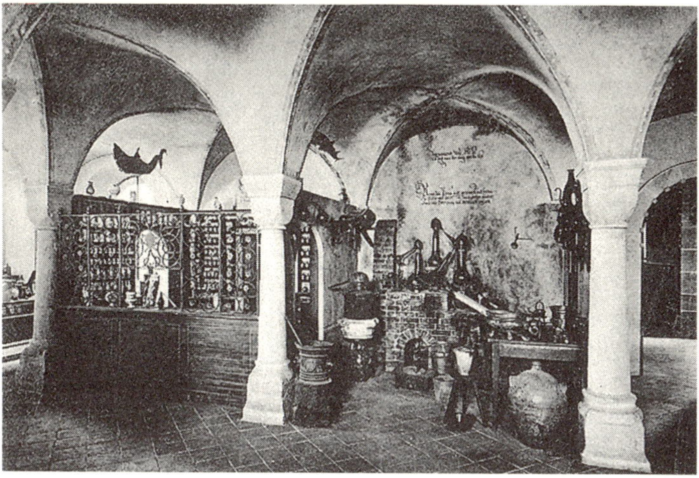

Apotheke des ehemaligen Ägidienklosters (Braunschweig)

Klosterärzte bedienten sich jedoch, wenn auch in weit geringerem Umfang, Arzneien tierischer Herkunft.

Als Erstes sei hier der seit den alten Ägyptern als umfassend wirksames Heilmittel hoch geschätzte Honig genannt. Neben dem Bienensaft fanden auch Butter sowie Fette von Schwein, Huhn, Ente, Fuchs oder Wolf häufigen medizinischen Gebrauch.

Im Sortiment der Klosterapotheken vertreten waren auch Austern, die schon im Altertum eine wichtige Rolle als Heilmittel hatten. Galen zufolge vermehrt der Genuss von Austern die salzigen Säfte im Körper und erregt daher die Libido. Möglicherweise, denn bis heute eilt den Austern der Ruf voraus, ein wirksames Aphrodisiakum zu sein. Verwendung fanden auch die Austernschalen: pulverisiert als Mittel gegen Tollheit bei Mensch und Tier sowie zur Dämpfung der Säure, um das »Fiber von dem Menschen zu führen« und »dienlich für kleine Kinder bei der Schwäche des Magens«. Die Asche von Austernschalen galt aufgetragen heilsam bei Geschwüren sowie als probates Zahnreinigungsmittel. Mit Leinöl vermischt ergab Austernschalenpulver darüber hinaus einen guten Steinkitt: eine auf antike

Tage zurückgehende Praxis, die besonders zum Verputzen von Badezimmerwänden eingesetzt wurde.

Man muss allerdings wissen, dass mit Austern jedes Meere und Flüsse bewohnende Schalengetier gemeint war, und dass die in Rezepten vorgeschriebenen Austern vielfach durch Teich- oder Flussmuscheln, Korallen, Krebse, die Rückenschulpe des Tintenfischs oder Meerigel ersetzt wurden.

Dass die antike »Schalentiertherapie« Eingang in die Klostermedizin fand, ist unter anderem dadurch belegt, dass die Mönche nachweislich die Zucht gewisser Schneckenarten einführten. Sie waren eifrige Züchter von Schalentieren, die übrigens auch als Fastenspeise dienten. Statt ihrer maritimen Verwandten behalf man sich meist mit Süßwassertieren – schließlich lagen die wenigsten Klöster am Meer. Was nicht im Binnenland heimisch war, wurde von in Küstennähe lebenden Ordensgenossen ins Sortiment der Klosterapotheken importiert.

Neben den aus dem nassen Element stammenden Arzneien hatten auch erdverbundene Tiere große Bedeutung: Schlangen, allen voran Vipern. Das Fleisch dieser Kriechtiere war eines der wichtigsten Bestandteile der berühmten Arznei Theriak (s. S. 123f.). Seltenere Zutaten der klösterlichen Heilrezepturen waren Hirschrute, Hechtkiefer, Eidechsenfleisch, Ambra vom Wal sowie pulverisiertes Elfenbein. Aus dem Reich der Mythen gelangte das geriebene Horn des Einhorns in die klösterlichen Offizinen. Das Fabeltier galt bereits in der Antike als Wundermittel gegen Erkrankungen jedweder Art.

Die wenigsten der klösterlichen Arzneien sind mineralischen Ursprungs, wenn auch die Heilkraft der Edelsteine bekannt war. Hildegard von Bingen widmete ihr beispielsweise in ihrer *Physica* ein eigenes »Buch von den Steinen«. Medizinische Verwendung fand unter anderem pulverisiertes Gold, das als läuternd und reinigend sowie als probates Mittel zum Schutz vor Ohnmachten und Magenkatarrhen wie auch zur Stärkung des Herzens galt. Eisensinter nutzte man zur Erweichung von Geschwüren, Silberschaum zum Kurieren von Hämorrhoiden und der Krätze. Nicht nur zu schmückenden, sondern auch zu heilenden Zwecken beliebt waren Granat, Rubin,

Smaragd, Saphir und Karneol sowie weniger wertvolles Gestein wie Marmor. Daneben kamen Arsenik, Zinnober, Schwefel, Weinstein (Tartarus), Quecksilber sowie das mineralische Ammoniak und seine Abkömmlinge zum Einsatz. Wichtigstes mineralisches Heilmittel, das ebenso als Konservierungsmittel wie zur Geschmacksverfeinerung in Gebrauch stand, war jedoch Kochsalz – wohl seines scharfen Geschmackes und seiner zuweilen abführenden Wirkung wegen war es in vielen Rezepten als Hauptarzneistoff enthalten. Als unerlässlich galt Salz, direkt auf die betreffenden Stellen gestreut, zur Wundbehandlung. Angesichts seiner desinfizierenden Effekte eine zwar schmerzliche, jedoch durchaus nachvollziehbare Behandlungsstrategie.

Neben pflanzlichen, tierischen und mineralischen fanden sich auch durch pharmazeutische Methoden gewonnene Medizinen im Arzneischatz der Klöster. An erster Stelle stehen dabei die bereits erwähnten destillierten Wässer, von denen so manches seiner Produktionsstätte zu bis heute währender Berühmtheit verhalf.

Remedien: Mittler der Heilung

Heilmittel sind die Hände der unsterblichen Götter. Denn genau das, was göttliche Berührung bewirken kann, leisten Heilmittel, die durch die bei ihrer Anwendung gemachte Erfahrung für gut befunden worden sind.
Aulus Cornelius Celsus, römischer Enzyklopädist,
25 v. Chr. – 50 n. Chr

Diese Worte von Celsus geben eine Vorstellung wieder, die bereits in der Antike in der Metapher von Arzneimitteln als »Hände der Götter« existierte. Heilmittel wurden demzufolge nicht nur als Träger bestimmter Wirkstoffe gesehen, sondern galten stets auch als »remedium« – als Heilsmittler, der übernatürliche Kräfte überbringt, die ihrerseits zur Heilung beitragen. Wenn nun Arzneien Fähigkeiten zugesprochen werden, die über wissenschaftlich erklärbare Wirkungen hinausgehen, ist die Erwartung an deren Wirksamkeit entsprechend gesteigert – und damit mitunter auch der tatsächliche Heilungserfolg. So kann es vorkommen, dass die therapeutische Wirksamkeit einer Arznei nicht aus deren Inhaltsstoffen erklärlich ist. Ein Phänomen, das wir heute als Placeboeffekt bezeichnen. Diesen zu nutzen, kann sinnvoll und effektiv, allerdings niemals Grundlage für die allgemeingültige Empfehlung eines Heilmittels sein. Ein Umstand, der auch bei den im weiteren Verlauf genannten Heilrezepturen berücksichtigt werden muss.

Confice sic – stelle es auf diese Weise her

Ich mache allerdings ausdrücklich darauf aufmerksam, dass, wenn irgendwelche Heilmittel zuzubereiten sind, sie ohne Arzt weder fahrlässig zusammengestellt noch leichtsinnig angewendet werden dürfen.
Aulus Cornelius Celsus, 25 v. Chr.–50 n. Chr.

Angesichts der Vielfalt an Anweisungen im klostermedizinischem Schrifttum fällt eine strenge Systematisierung der Arzneiformen und deren Herstellung schwer. Umso mehr, als ganz im hippokratischen Sinn: »Lasst eure Nahrungsmittel Heilmittel und eure Heilmittel Nahrungsmittel sein« der Übergang zwischen medikamentösen und diätetischen Zubereitungen stets fließend war: Viele Arzneien waren zugleich auch Nahrungsmittel.

Dennoch haben wir heute dank überlieferter Arzneibücher ein Bild davon, wie die Heilmittel beschaffen waren, welche die Klosterärzte ihren Patienten verabreichten. Da für die tägliche Praxis verfasst, vermitteln diese Rezeptsammlungen einen recht guten Einblick in die pharmazeutische Praxis der Klosterärzte. Bei dieser musste der mit der Arzneimittelherstellung beauftragte »Infirmarius« große Umsicht walten lassen. Gemäß den Zeilen aus dem Prolog des Werkes *Über Heilmittel*, »dass eben diese Mittel zusammen mit erfahrenen Leuten zusammengestellt und öfter erneuert werden und dass die Heilmittel, die zusammengestellt oder zubereitet worden sind, immer unter Siegelverschluss gehalten werden, damit nicht ein Unglück geschieht und aus dem Heilmittel Gift und aus der Heilkraft Verderben wird und die Medizin die Schuld bekommt, während doch die Fahrlässigkeit den Fehler begangen hat«. Bruder Apotheker hatte also eine ebenso verantwortungsvolle wie umfangreiche Aufgabe, denn außer Arzneien zu fertigen, führte er die Aufsicht über den Anbau der Heilpflanzen und war somit auch dem Gärtner behilflich.

Zur Bereitung der in den klosterärztlichen Apotheken am häufigsten vertretenen pflanzlichen Medizinen wurden überwiegend getrocknete Heilkräuter, davon meist die Blätter, verwendet. Andere Pflanzenteile wie Samen, Früchte, Blüten, Hölzer, Wurzeln, Rinden oder Harze fanden hingegen weniger Einsatz. Je nach gewünschter Darreichungsform war es auch üblich, die Pflanzenteile nicht zu trocknen, sondern frisch zu zerkleinern.

Feinst pulverisiert wurden die Pflanzen, aber auch Mineralien und tierische Stoffe schließlich zu den unterschiedlichen Arzneiformen weiterverarbeitet. Meist zu den »Antidoten«, den innerlich zu verabreichenden Arzneien. Ursprünglich ein Gegengift gegen giftige Tränke, wurden später alle Arzneien, deren Heilwirkung laut Galen »nicht durch äußere Anwendung, sondern durch innere Darreichung zustande kommt«, Antidote genannt. Bei einem Antidot konnte es sich genau genommen um alles handeln, was ein Patient einnehmen kann – vom Pulver und Trank, Abkochung und Aufguss über Pillen und Morsuli bis hin zu Räucherungen und destillierten Wässern. Zudem erklärt der Umstand, dass ein Antidot ehedem als allgemeines Gegengift gedacht war, auch, warum bei einer ganzen Reihe der komplexen Heilzubereitungen in den Rezeptbüchern so viele verschiedene Heilanzeigen genannt sind.

Der Trank wurde aus einem Auszug der pulverisierten Kräuter mit Wasser, Wein oder Essig gefertigt: entweder als Mazerat, für das die Pflanzenteile mit dem Lösungsmittel übergossen, unter Umrühren bei Raumtemperatur eine Zeitlang ziehen und dann abgeseiht werden, oder als Abkochung. Manches Mal band man die Kräuter auch in ein Leinensäckchen und legte es für eine Weile in Essig oder Wein, damit die Wirkstoffe der Pflanzen in das Lösungsmittel übergingen.

Zur Aufwertung des Geschmacks der Arzneien verwendete man Honig und seit dem Hochmittelalter auch den aus der arabischen Medizin importierten Zucker. Nahezu jede Rezeptur hat die süßen Stoffe auf der Zutatenliste, meist in großen Mengen – so manche Zubereitung der mittelalterlichen Pharmazie mutet heute geradezu als Freibrief für Süßschnäbel an.

Dass die damaligen Patienten keine »bitteren Pillen« schlucken mussten, sondern bis zum Raffinement verfeinertes Naschwerk, entsprang jedoch nicht einzig dem Bestreben, Unangenehmes in angenehmer Form zu geben. Vielmehr dienten Honig und Zucker ihrer konservierenden Eigenschaften wegen der Haltbarmachung der Arzneimittel, denn die Arzneien hatten damals vielfach verderbliche Substanzen wie Milch, Butter, Apfelwein oder Wein als Basis. Ohne die reichliche Zugabe von Honig oder Zucker wären diese Mixturen nur sehr kurze Zeit zu verwenden und niemals lagerfähig gewesen, was man angesichts der oftmals sehr aufwändigen Herstellungsprozeduren verständlicherweise zu vermeiden suchte. Die durch die »Honig-Zucker-Pharmazie« erstmals mögliche Haltbarmachung von Arzneien war ein bedeutender Faktor: Im akuten Notfall hatte der Arzt keine Zeit, die benötigten Zubereitungen herzustellen, sondern musste rasch auf fertige Arzneien zugreifen können. Je länger diese haltbar waren, desto teurer konnte sie der Apotheker verkaufen.

Nicht unerwähnt bleiben soll, dass der Honigzusatz auch die Heilwirkung verstärken sollte, schließlich war der süße Bienensaft bereits seit dem Altertum als umfassend wirksames Therapeutikum in Gebrauch.

Neben den in Wasser, Wein, Essig, Met oder Milch aufgelösten und verfeinerten Pulvern waren auch Pillen häufige Darreichungsformen heilsamer Substanzen. Für die Pillen wurden die pulverisierten Arzneistoffe mit Mehl, Brotteig oder Harzen zu Kügelchen geformt und, wie könnte es auch anders sein, in Honig getaucht verabreicht – meist mit einem guten Schluck Wein hinuntergespült oder, seltener, unter die Zunge gelegt, wo sie langsam zergehen sollten. Großen Zuspruch fanden auch die medizinischen Sirupe: aus Rosenwasser, Wein und vor allem sehr viel Honig oder Zucker bestehende flüssige Heilmittel, in die man die medizinisch wirksamen Stoffe einrührte. Die wohl beliebteste und entsprechend häufig eingenommene Medizin war jedoch zweifelsohne der Würzwein, »pigmentum«.

Um die »pulveres« äußerlich beispielsweise als Einreibung anzuwenden, vermengte man sie mit pflanzlichen Ölen, vielfach Mandel- oder Olivenöl. Für Salben dienten Butter, Talg und andere tierische Fette als Grundlage, die unter Erwärmen mit den Wirkstoffen verrührt wurden. Am wichtigsten zur äußeren Anwendung waren jedoch die Pflaster, Mixturen aus den pulverisierten Heilstoffen und Wachsen, Harzen, Pflanzengummi und Ölen, mittels derer sie »klebend« gemacht wurden. Die breiartige Masse wurde dann zur Anwendung auf ein Leinentuch gestrichen und auf die zu behandelnde Körperstelle aufgelegt.

Bei den Gerätschaften zur Arzneiherstellung handelte es sich meist um Mörser in allen Größen – das wichtigste pharmazeutische Werkzeug hat sich bis heute nicht sehr verändert. Zum Ansetzen, Erwärmen oder Sieden von Arzneistoffen fanden Schalen, Kessel und Becken Verwendung. Sollten Medikamente warm eingenommen werden, bediente man sich zur Temperierung eines glühenden Eisenstabes, der mehrfach in die Heilzubereitung eingetaucht wurde. Zur Destillation diente der noch heute bekannte »Alembik«. Aufbewahrt wurden die Arzneizubereitungen, falls flüssig in Gläsern, Kannen oder Krügen, falls von zäher und streichfähiger Konsistenz in walzenförmigen Salbgefäßen mit kegelförmigen Deckeln. Meist waren die Apothekengefäße hübsch bemalt und mit aufwändigen Ornamenten versehen.

Korn für Korn

Gerade bei der Herstellung von Arzneien nicht unerheblich sind möglichst genaue Angaben darüber, in welcher Menge die für ein Heilrezept genannten Zutaten zu verwenden sind. Dessen war man sich auch zu Zeiten der Klostermedizin durchaus bewusst. Nur, die meist aus der Antike übernommenen Gewichte und Maße hatten sich im Laufe der Jahrhunderte verändert. Nach den großen Völkerwanderungen gab es je nach Region unterschiedliche Gewichte und Maße, was kompliziertes Umrechnen erforderte, wollte man wenigstens annähernd richtig liegen. Die Autoren mittelalterlicher Heilschriften standen vor einem Gewichtsproblem im wahrsten Sinn des Wortes. Der Verfasser des *Lorscher Arzneibuches* suchte dieses dadurch abzuschwächen, dass er stets Vergleichszahlen nannte, beispielsweise »die Drachme entspricht dem Gewicht eines Silberdenars, das macht drei Skrupel«. Der Benutzer des Buches hatte dadurch die Möglichkeit, die Verhältnisse der Gewichte und Maße untereinander zu bestimmen und so wenigstens zu relativ genauen Mengenangaben zu kommen.

Andere Arzneibücher waren bei weitem nicht so exakt und behalfen sich mit Vergleichsmaßen wie eine »Handvoll«, »Faustvoll«, »in der Größe einer afrikanischen Olive« oder ein »Becher«. Wie es dabei um die Genauigkeit der Wirkstoffdosierung bestellt war, lässt sich gut ausmalen.

Ein neues, einheitliches Gewichtssystem musste also dringend gefunden werden. Es kam mit Nicolaus Salernitanus und seinem *Antidotarium Nicolai*, wenn auch für den Verfasser des *Lorscher Arzneibuches* und seine Kollegen um einige Jahrhunderte zu spät. Nicolaus, der nach eigener Aussage »von denen, die in der Praxis der Medizin etwas lernen wollten«, gebeten wurde, dass er sie das »Maß für die Herstellung und Abgabe nach einem richtigen Maßstab lehren solle« führte das Weizenkorn, »granum«, als Grundlage des neuen Gewichtssystems ein – ebenso simpel wie sinnvoll. Die Heerschar der bis dato gebräuchlichen Gewichte wurde nun in die Nicolausschen Weizenkörner umgerechnet, und erstmals herrschten klare Gewichtsverhältnisse. Damit, wie ein späterer Rezeptbuchautor schreibt, »die Ärzte und Arzneibereiter nicht mehr durch künstliche Gewichte getäuscht werden«, sondern endlich »Grundlage und Beständigkeit in einer natürlichen Sache haben, wie es Weizen oder Getreide ist«. Die Einführung des Granums als Bezugsmaß wurde alsbald überall akzeptiert und das *Antidotarium Nicolai* zum unentbehrlichen Requisit bei der Herstellung der Arzneien. Das aus der gleichen Feder wie die *Circa instans* (s. S. 59) stammende Handbuch der »apothecarii« war aber auch noch aus einem anderen Grund wichtigstes pharmazeutisches Vademecum: Es ordnete sämtliche damals verwendeteten Arzneimittel nach ihren therapeutischen Wirkungen, beispielsweise Abführmittel oder Beruhigungsmittel. Bei jedem Präparat sind zugleich die jeweiligen Heilanzeigen und Gegenanzeigen genannt – perfektes Nachschlagewerk für den täglichen Gebrauch. Nicolaus' Buch wurde zum Urvater zahlreicher Pharmakopöen späterer Zeit; noch in pharmazeutischen Handbüchern aus dem 20. Jahrhundert finden sich Präparate aus diesem alten Schriftwerk.

Der Theriak, »mutter aller arzeney«

> *Die meinster Galienus vnd meinster Auicenna sprechen, daz thiriacka magna sei ein mutter aller arzenei, dan sie vertreib all schwer seucht des leibs, die ein mensch gehaben mage. Sie ist gut vor den gehen dodt seucht; sie ist auch gut den an dem haupt schwindellt vnd die nit schloffen mögen vnd die es in dem haupt sticht; auch zu der haisern stim, vnddem vmb die brust enge ist, dempffig vnd harschlechtig, vnd den wassersüchtigen vnd den an der lebern vnd lungen wehe ist, dem magen vnd milcz, auch nieren, vnd fegt die derm; ist auch gut den, die daz grine hart haben, das sie kaum künden geharnen; sie ist auch gut den frawen, die ir zeit mit recht haben; verdreibt auch die alten feuchten, die von vergifft den menschen an kumen sein; auch vor alles stechen des das aiter treit, vnd den die zu weilen nit guter sinne pflegen, daz etlich mossen von kranckhait der natur kümpt; Er macht daz hirn frisch vnd fest daz hercz vnd magen, vnd die leber macht er stercker: Den allen soll man geben ainer haselnüs gros mit lohem wasser, vnd den frawen mit wein oder mit minzen safft.*
>
> Aus Pfalzgraf Ludwigs *Theriak-Tugendkatalog*

Gesonderte Erwähnung hat der sagenhafte Theriak verdient, der als Kaiserarznei und das berühmteste Arzneimittel der Antike und des gesamten Mittelalters in die Geschichte eingegangen ist. Die Komposition aus mannigfachen Ingredienzien, wiewohl als Allheilmittel gegen alle erdenklichen Beschwerden gehandelt, galt als besonders wirksam gegen Vergiftungen sowie gegen Pest und die ab dem Spätmittelalter grassierende Syphilis.

Der Legende zufolge kreiiert für Mithridates, König von Pontos (um 100 v. Chr.), hat das Theriakrezept im Laufe der Jahrhunderte unzählige Variationen erfahren, wenn auch die von Kaiser Neros Leibarzt Andromachus stammende Rezeptur in ihren Grundzügen stets erhalten blieb. Obligate Zutat der »mutter aller arzeney« war Vipernfleisch – anhand der Anweisungen in den Rezeptsammlungen, beispielsweise im »Theriaca-magna«-Kapitel des *Antidotarium Nicolai*, mussten möglichst afrikanische Hornvipern (Aspis cerastes) ihr Leben dafür lassen. Jedenfalls, so steht im Theriakrezept eines anderen Arzneibuches zu lesen, sollte das verwendete Reptil »kurz und munter hüpfend«, zudem mit vier Zähnen versehen, weder zu weiß noch zu schwarz, sondern von mittelmäßiger Färbung sowie darüber hinaus und interessanterweise zwingend weiblich sein.

Der Theriak war nicht nur der Kriechtiere wegen stets vom Mantel des Geheimnisvollen und Exotischen umgeben und enorm kostspielig. Auch seine weiteren ausgefallenen und zum großen Teil fremdländlischen Zutaten erhöhten den materiellen Wert sowie die Erwartungen des potenziellen Käufers, des Patienten, immens: Im Theriak fanden sich beispielsweise Perlen, Goldpulver, kostbarste Harze aus Nordafrika wie unter anderem Myrrhe und Narde sowie Opium, bereits dazumal teuerst zu erstehen. Zum anderen sind es die Berühmtheiten, die sich den Theriak entweder regelmäßig zuführten oder aber ihn verabreichten. So soll sich Kaiser Nero täglich Gift und anschließend einen speziell für ihn von seinem Leibarzt Andromachos zusammengestellten Theriak als Gegengift verordnet haben, um seinen Körper gegen Krankheiten und Vergiftungen zu wappnen. Mit anderen Worten: Der römische Imperator suchte seine Abwehrkräfte zu stärken, wenn auch, gelinde formuliert, in Gestalt einer Rosskur, die ihm tagtäglich das Leben hätte kosten können. Dennoch, seine Therapie zielt in ihren Grundzügen, wenn auch nicht ganz ungefährlich, darauf ab, die körpereigenen Abwehrkräfte zu stimulieren – der Theriak kann daher in gewisser Hinsicht als Immunstimulans gesehen werden.

Medizinische Größen vom Kaliber eines Galen und später eines Avicenna hatten ihn in zahlreichen Variationen im Repertoire, und entsprechend reich ist der Theriak auch in den Arzneibüchern des Abendlandes wie der arabischen Medizin vertreten. Meist als Gegengift gegen Schlangen- und Spinnenbisse, Skorpion- und Insektenstiche, Bisse tollwütiger Hunde, Pilzvergiftungen als auch gegen den »Giftbecher« übelwollender Zeitgenossen. In seinen *Canonae medicinae* empfahl Avicenna, der »Fürst der Ärzte«, den Theriak als Stärkungsmittel für Gesunde, ganz gemäß den Gepflogenheiten eines Nero, täglich einzunehmen. Die »mutter aller arzeney« wurde aber auch zum Kurieren von Fieberanfällen und Blasensteinen verordnet – zahllose andere Anwendungsgebiete sollten in den folgenden Jahrhunderten hinzukommen.

Die Theriakkrämer – Arzneimittelwerbung im Mittelalter
Bevor die im ausgehenden Mittelalter zusehends erstarkende Apothekerzunft den Theriakhandel beherrschte – das teure Heilmittel machte schließlich einen bedeutenden Umsatzfaktor aus – brachten fahrende Händler die »mutter aller arzeney« unter das Volk. Auf Messen und Märkten, wo sich der Arzneimittelhandel nach der Zeitenwende überwiegend abspielte, boten die Theriakkrämer die sagenumwobene Arznei an – unter Einsatz schauspielerischer Talente und auffälliger exotischer Gewandung. »Wie der Hanswurst in bunter Narrenjacke, mit Ketten behängt und einem Degen gewappnet«, wie ein spätmittelalterlicher Chronist vermerkt, »rühmen sie Großes von ihrem Theriak.«

Der Wirkungsnachweis gegen tierische wie mineralische Gifte wurde ebenso anschaulich wie drastisch vor den Augen der Öffentlichkeit angetreten. Um ihre wortreichen Lobreden zu untermauern, notiert unser Chronist, »treiben sie seltsame Gebärden mit Schlangen, Kröten und anderem Ungeziefer, beißen und fressen aus denen etliche Stücke und dann darauf wieder von ihrem Theriak, um zu zeigen, dass es ihnen nicht schadet«. Ein anderer beliebter Qualitätsbeweis war es, wie ein weiterer Zeitgenosse berichtet, eine Spinne oder ein Insekt zu verschlucken, darauf die Luft anzuhalten und mächtig im Gesicht anzuschwellen, um sich dann durch einen guten Schluck aus der Theriakpulle vor den staunenden Augen von dem Ungemach zu kurieren. Diese Art der Arzneimittelwerbung war dazumal auch für andere Arzneien nicht unüblich – heutige Pharmareferenten schlagen sich dafür mit anderen Widrigkeiten herum.

Als 1493 die Syphilis nach Europa eingeschleppt wurde, war das Image des wundersamen Theriak bereits angeschlagen: Die Erfolglosigkeit im Kampf gegen die Pest hatte den Glauben in das vielgepriesene Heilmittel erschüttert. Ursächlich für die geringe Wirksamkeit und damit das sinkende Vertrauen waren die damals so zahlreichen Neuauflagen und Fälschungen der antiken Theriakrezepturen. Indes, der Stern des Theriak war nicht gesunken, sondern leuchtete bis ins 19. Jahrhundert.

»Mohntränen« und anderes zum »ersehnten Vergessen«

Den die Mutter Latona trauernd wegen des Raubs ihrer Tochter genossen,
so sagt man, dass ersehntes Vergessen die Brust ihr von Kummer befreie.
Aus dem *Hortulus*

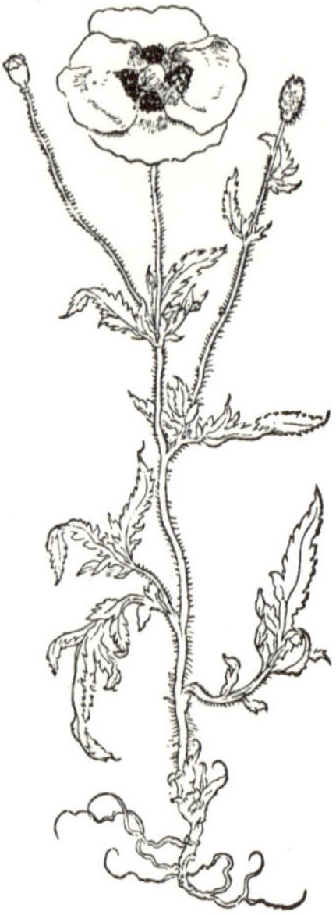

Schlafmohn

Einen besonderen Stellenwert im klösterlichen wie generell im mittelalterlichen Arzneimittelkanon nehmen die Narkotika ein. Ob zur Schmerzlinderung, aber auch als Schlafmittel – stets war das Dreigestirn Opium, Bilsenkraut und Alraune in den hierzu verwendeten Rezepturen zugegen. Der Schlafmohn *(Papaver somniferum L.)*, auf den sich das Zitat aus dem *Hortulus* bezieht, und das aus seinem Milchsaft gewonnene Opium ist eines der wichtigsten Heilmittel der gesamten Pharmaziegeschichte: »Es ruft Schlaf hervor und hilft bei Schmerzen aller Art«, weiß ein mittelalterliches Arzneibuch. Kaum weniger bedeutend waren Bilsenkraut und Alraune. Alle drei spielten stets auch eine wichtige Rolle als Ingrediens in Liebestränken. Wiewohl Hildegard von Bingen der Alraune die genau entgegengesetzte Wirkung zuschreibt und sie als Anaphrodisiakum empfiehlt.

Zur Schmerzbetäubung griffen die Klosterärzte häufig zu den berühmten »Spongia somnifera«, den Schlafschwämmen. Im *Bamberger Antidotarium*, einer im 9. Jahrhundert von einem deutschen Mönch verfassten Handschrift – für Medizinhistoriker die »lehrreichste medizinische Sammelhandschrift des Mittelalters« – sowie im Codex von Montecassino finden sich dazu Rezepte. Die Schwämme wurden mit einem Cocktail getränkt, der es in sich hatte: Er bestand aus Opium – »den Tränen des Mohns« – und Auszügen von Alraune und Bilsenkraut sowie meist auch einem Zusatz von Stechapfel oder Schierling. Ein Rezept des *Antidotarium Nicolai* empfiehlt dazu noch Efeusaft, in dem die genannten Zutaten verdünnt werden sollten.

Dann wurde ein frischer Meeresschwamm, der – so die Maßgabe – noch nicht mit Süßwasser in Berührung gekommen war, in diese Mixtur getaucht. Nachdem der vollgesogene Schwamm an der Sonne getrocknet war, konnte man ihn solcherart präpariert für lange Zeit aufbewahren. Bei Bedarf tauchte man dann den Schwamm in warmes Wasser, legte ihn dem Patienten über Mund und Nase und ließ ihn so lange den benebelnden Geruch einatmen, bis er schlief. Vielfach wurden aus dem Schwamm auch kleine Stückchen geschnitten, diese in warmes Wasser getaucht und in die Nasenlöcher des Patienten gesteckt.

Rezepte, um die Betäubten schließlich wieder zu wecken, finden sich mannigfach in den Arzneibüchern: Beispielsweise hielt man ihnen einen in erwärmten, unverdünnten Essig oder Fenchelsaft getauchten Schwamm unter die Nase oder verabreichte den Schläfern ein Niesmittel.

Die Klostermedizin kannte auch zahlreiche »schlafmachende Tränke«, die zu ungestörter Nachtruhe verhelfen sollten. Ein solches »schlafbringendes Mittel« zum Einnehmen war beispielsweise die »Requies magna«, wörtlich »Große Ruhe«, bestehend aus Opium, Bilsenkraut und Mandragora. Oleum mandragoratum, Alraunenöl, sollte hingegen den »male dormientibus«, den Schlafkranken, auf die Stirn gerieben werden und so Tiefschlaf hervorrufen. Eine andere beliebte Methode, um ins Reich der Träume zu gelangen, war es, mit Wasser verdünntes Opium oder Öle, die Auszüge von Opium, Bilsenkraut und Alraune enthielten, auf der Stirn, unter der Nase und hinter den Ohren aufzutragen. Ferner wurden die genannten Pflanzen auch in Form von Räucherungen angewendet, wobei das Sandmännchen dann über den eingeatmeten Rauch zu dem Betreffenden kam.

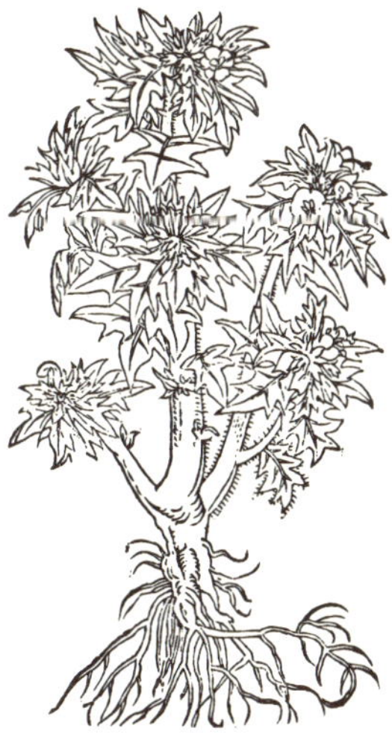

Bilsenkraut

Ob und wie sehr diese Zubereitungen den gewünschten Effekt, Schmerzen zu betäuben und einzuschläfern, gebracht haben, ist heute strittig und zudem nicht mehr zu rekonstruieren, da die Angaben über die einzelnen Pflanzensäfte dafür zu ungenau sind. Die vielen Angaben zum Erwecken aus der Betäubung lassen jedenfalls eher auf eine zu starke als auf eine zu geringe Wirksamkeit der Narkotisierungen und deren schlechte Steuerbarkeit schließen – angesichts der oftmals in hohen Dosen verabreichten Substanzen wenig überraschend.

Aderlass

Traurige heitert es auf und Zornige macht es besänftigt.
Und den Verliebten auch frommt es, damit sie nicht werden verrücket.
Aus dem *Regimen sanitatis salernitanum*

Als unumgängliche Behandlungsmaßnahme bei vielen Krankheiten rangierte in der Klostermedizin der Aderlass. Die »phlebotomia« galt als beste Möglichkeit zur Aufrechterhaltung des Gleichgewichts der vier Säfte sowie als vielseitiges und schnell wirksames Allheilmittel. Ganz gemäß der allgemeinen medizinischen Auffassung dieser Zeit und auch der sich später im 12. Jahrhundert etablierenden medizinischen Schulen. Neben der Erleichterung von Schmerzen, der Reinigung des Blutes und den eingangs zitierten Effekten versprach man sich vom Aderlass vor allem eine Wirkung gegen zu hohen Blutdruck, Fieber und sexuelle Anfechtungen. Er diente jedoch bei weitem nicht nur dem Kurieren diverser Erkrankungen und der zölibatären Standhaftigkeit. Das Aderlassen galt vielmehr als allgemeine vorbeugende Maßnahme zur Erhaltung und Wiederherstellung der Gesundheit, ja geradezu als hygienische Notwendigkeit – von manchen so häufig angewandt, dass vor Übertreibungen gewarnt werden musste.

Für gewöhnlich wurde in den Klöstern drei- bis fünfmal jährlich der gesamte Konvent zur Ader gelassen. Viele Orden hatten jedoch keine festgelegten Termine, sondern jedes Klostermitglied durfte die Erlaubnis zum Aderlass einholen, wann es ihm nötig erschien. Von dieser Möglichkeit wurde, vor allem von den Nonnen, überaus reger Gebrauch gemacht. Selbst Persönlichkeiten wie Kaiser Karl der Große sahen sich genötigt, die vom häufigen Blutverlust herbeigeführte Blässe der Klosterfrauen nachdrücklich zu rügen.

Angesichts der Vergünstigungen, welche die frisch zur Ader Gelassenen erwarteten, lässt sich nachvollziehen, warum der Aderlass so beliebt war und die dazu festgesetzten Tage als Festtage galten, die mit besonderem Aufwand begangen wurden. Verlockend war nicht nur die Aufhebung der Fleischzensur und das generell reichhaltigere und kräftigere Essen, die zur Ader Gelassenen waren auch von verschiedenen Aufgaben des Klosteralltags befreit.

Zur Durchführung des Aderlasses gab es in den meisten Klöstern einen eigens dafür bestimmten Raum. Vor dem Öffnen der Venen, so die Empfehlung, sollten die Patienten sich die Arme mittels heißem Wasser oder am Herd der Küche des Klosterkrankenhauses erwärmen, damit das Blut leichter fließen konnte. In der Regel wurde der Aderlass am Arm vorgenommen, meist unter Mithilfe speziell dafür abgestellter Diener, der »famuli minutores«. Mönche wie weltliche Patienten ließen sich allerdings auch selbst zur Ader, worauf die Anordnung schließen lässt, dass jeder selbst darauf achten möge, nicht zu viel Blut zu verlieren. War alles überstanden, wurde die geöffnete Vene durch feste Stoffbinden abgebunden.

Außer für die Durchführung des Aderlasses gab es eine Reihe von Anweisungen für den besten Zeitpunkt seiner Anwendung. Die Gesundheitsregeln der Schule von Salerno unterscheiden beispielsweise die Monate, in denen er nutzbringend oder schädlich für den Organismus ist. Ebenso findet sich am Ende des *Regimen* die »Zugab einer Aderlass Tafel«, aus der zu entnehmen ist, an welchen der dreißig Tage des Monates der Aderlass am besten vorzunehmen, respektive »gut« oder »bös« für den Betreffenden ist.

Die kleine Chirurgie

Die chirurgischen Behandlungen der Klostermedizin beschränkten sich zumeist auf die Versorgung von Wunden, Knochenbruchbehandlungen, kleinste Schnittoperationen und das Ziehen erkrankter Zähne. Die Wunden wurden gereinigt und verbunden oder aber genäht. Bei offenen Wunden sorgten Drainagen für das Abfließen des Eiters.

Anwendung neben dem bereits erläuterten Aderlass fanden zudem das Brennen und das Schröpfen, der Blutableitung mittels auf die Haut aufgesetzter Glasglocken. Das Brennen diente vor allem dem

Beseitigen von Geschwüren, der Desinfektion von Wunden und dem Stillen von Blutungen. Dazu wurden die Wunden mittels eines heißen Eisens ausgebrannt – für das heutige Empfinden wenig patientenfreundlich, aber mangels anderer Möglichkeiten der Sterilisation durchaus angebracht.

Vademecum für den Klosterarzt

Zur Einführung in die medizinische Praxis, zur Förderung des Erfahrensdenkens in natürlichen Dingen, zur Ausübung einer wohlüberlegten Praxis und schließlich zur Heilung der Kranken ist kein Buch für den Arzt so geeignet wie ein Antidotar.
Gilles de Courbeil, 1194

Zwar gab es zu Zeiten der Klostermedizin noch keine Arzneibücher im heutigen Sinn, dennoch wollte man das vorhandene heilkundliche Wissen in praktikabler Form zusammenfassen und so allgemein zugänglich machen. Diesem Bedürfnis nach einer therapeutischen Richtschnur entsprangen die mittelalterlichen Rezeptbücher: Manuale, in denen das aus der Antike tradierte Heilwissen, durch die neu hinzugewonnenen Erkenntnisse der Klosterärzte ergänzt, niedergelegt wurde.

Die der antiken Heilkunde entstammenden Rezepturen hatten die in mediterranen Regionen heimische Flora zur Grundlage. Da diese nördlich der Alpen nur schwer verfügbar war, mussten bei vielen der überlieferten Heilzubereitungen die Zutaten durch in der Wirkung vergleichbare ausgetauscht werden. Die während der langen Tradierung einfließenden volksmedizinischen Elemente bewirkten zudem, dass die Rezepturen im Laufe ihrer Überlieferung in einem immer anderen Gewand erschienen.

Verfasst wurden die Rezeptsammlungen nahezu ausschließlich von anonymen Autoren: arzneikundige Mönche, die sich nicht als

Aus einem Herbar der Augustinerabtei Canterbury (Ende 11. Jahrhundert)

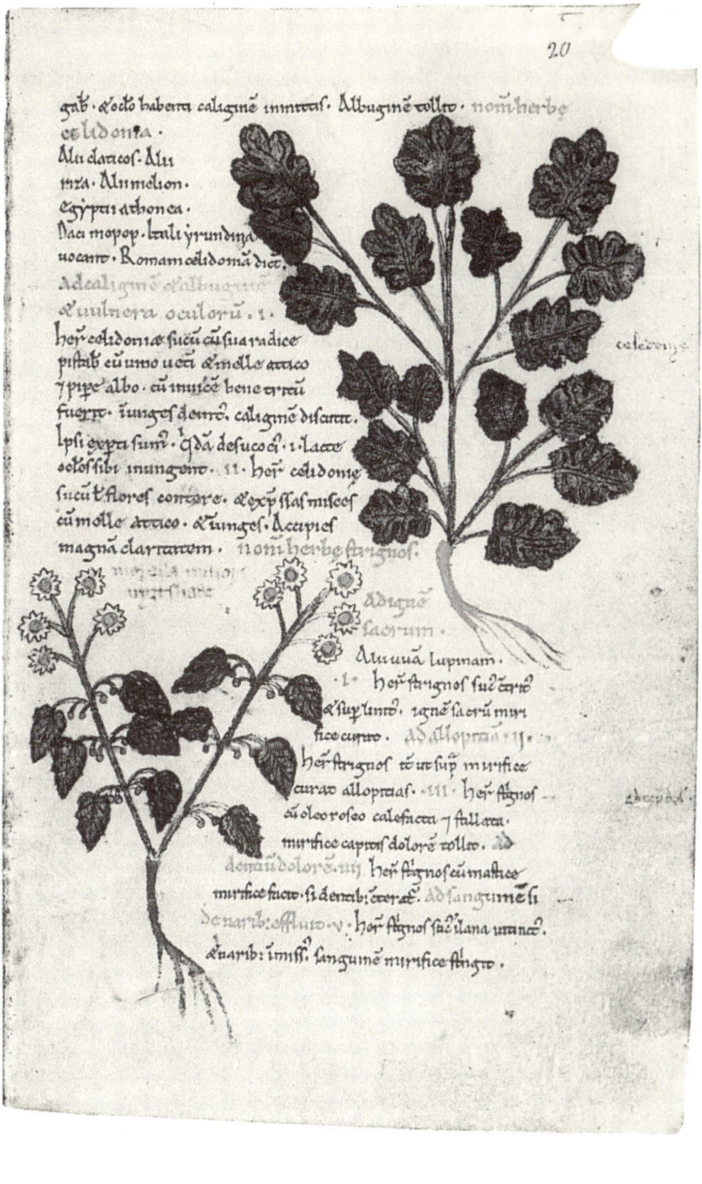

Schriftsteller sahen, sondern bescheiden hinter ihren jeweiligen Orden zurücktraten. Entsprechend sind die Arzneibücher auch nie von einem Vorwort eingeleitet, wie es durchweg bei ihren antiken Vorläufern üblich war.

In den »Antidotarien« waren – wie der Name schon sagt – Antidote versammelt. Der Begriff des Antidots, Gegengift, bezeichnet zwar wie erwähnt ganz generell innerlich zu verabreichende Arzneien. In den Antidotarien sind damit jedoch vor allem die alten berühmten Präparate gemeint, die auf eine lange Tradition zurückblicken sowie einen eigenen Namen vorweisen konnten. Daneben gab es die »Rezeptarien«, in denen einfachere Rezepturen ohne Namen und vielfach volksmedizinischer Abkunft aufgeführt wurden – vergleichbar den bekannten »Hausbüchern«, die simple Hausmittel zur Eigenbehandlung bereithielten.

Die Rezepturen in den Arzneibüchern, einerlei ob Antidotar oder Rezeptar, sind nach einem klaren Schema gegliedert. Um dem Arzt einen raschen Zugriff auf Arzneimittel gegen eine bestimmte Erkrankung zu gewährleisten, ordnete man die Rezepte gemäß antiker Tradition »a capite ad calcem«, von Kopf bis Fuß: »Mit den Rezepten wollen wir beim Kopf den Anfang machen – denn er nimmt die höchste und gewissermaßen erste Stelle ein.« Ein weiteres Gliederungsprinzip orientierte sich an der Menge der Zutaten, wozu ebenso wieder Cornelius Celsus zitiert werden soll: »... wobei wir uns besonders Mühe geben, dass wir die einfachen Heilmittel jeweils als erste anführen; bisweilen sind diese nämlich wirksamer als diejenigen Medikamente, die aus mehreren Ingredienzien zusammengesetzt sind.«

Der Übersichtlichkeit und damit Benutzerfreundlichkeit ebenso zuträglich ist der stets gleiche Aufbau der Rezepte: Nach dem Titel und der Angabe der Indikationen folgen die einzelnen Zutaten mit Gewichtsangabe und schließlich Vorschriften für die Zubereitung und Darreichung.

Was die seit antiken Zeiten übliche Titulierung der Rezepte anbelangt, so wurden sie entweder nach dem Namen des wirklichen oder vermeintlichen »Erfinders«, nach dem enthaltenen Hauptbestandteil oder aber nach hoch stehenden Persönlichkeiten benannt.

Großer Beliebtheit erfreuten sich auch die »Heiligmittel«, eine Bezeichnung, die bereits im 1. Jh. v. Chr. geprägt wurde. Durch derart gewichtige Namensgebungen suchte man den betreffenden Arzneien mehr – suggestive – Wirkkraft zu verleihen.

Das »erprobte undankbare« Antidot
Weshalb es undankbar ist, erklärt sich aus folgenden Zeilen, die der Rezeptur gewissermaßen als Warnhinweis vorangestellt sind: »Wenn du für dieses Heilmittel nicht im Voraus entlohnt wirst, sieh zu, dass du es keinem gibst: Viele haben es nämlich nur ein einziges Mal eingenommen und genasen – woraufhin der Arzt ohne Entgelt blieb.«

Es hilft denen, welche die Speise nicht bei sich behalten, gegen Schmerzen in der Seite, Seitenstechen, Erbrechen von Blut, gegen jede Art von Husten, Atemnot, Dysenterie, Schlaflosigkeit, Darmschmerzen, Koliken.

Es enthält: 1 Unze Gelbdolde, 2 Unzen Safran, 1 Unze Bibergeil, 4 Unzen langen Pfeffer, 1 Unze Pfeffer, 4 Unzen Kostwurz, 4 Unzen Styrax, 1 Unze Zimtkassie, 1 Unze Mutterharz und genügend attischen Honig.

Das Lorscher Arzneibuch

Ein richtungsweisendes und weit über seine Zeit hinaus in Gebrauch stehendes Arzneibuch war das bereits erwähnte *Antidotarium Nicolai*. Für die Klostermedizin am bedeutsamsten und zugleich dessen ältestes schriftliches Zeugnis ist jedoch das *Lorscher Arzneibuch*: ein Meilenstein dieser Epoche, entstanden zur Zeit Karls des Großen um 795. Wie die Bearbeitung und Übersetzung der auf Pergamentblättern verewigten, 150-seitigen Sammlung medizinisch-pharmazeutischer Texte zeigte, ruht zwischen den Deckeln dieses Buches wertvolles Wissen. Zugleich kann man sich anhand einer vor einigen Jahren erschienenen wissenschaftlichen Bearbeitung des *Lorscher Arzneibuches*, die zahlreiche Textpassagen übersetzt wiedergibt, ein gutes Bild davon machen, wie es sich mit der Krankenpflege und der Arbeit der Mönchsärzte zu Zeiten der Karolinger verhielt.

Neben umfassenden Pflanzenlisten sind in dem Lorscher Schriftwerk über 500 Rezepte für Heilmittel versammelt, die zum größten

Teil aus der Antike stammen. Daneben finden sich Vorschriften für vorbeugende Monatstränke sowie ein Brief des griechischen Arztes Anthimus an den Frankenkönig Theuderich über gesunde Ernährung; Auszüge daraus bringen die Seiten 167f.. Der bedeutendste Textteil ist jedoch die »Rechtfertigung der Heilkunde«, worin die Medizin gegen den Vorwurf, unzulässig in den göttlichen Heilplan einzugreifen, verteidigt wird. Höchst intelligent und demgemäß anregend zu lesen, schlägt der Verfasser die Gegner der Heilkunst mit ihren eigenen Waffen, indem er aus biblischen Texten das Recht wie auch die Pflicht ableitet, dem Kranken mit den durch den Heiligen Geist gegebenen Kenntnissen und den von Gott geschaffenen Mitteln zu helfen.

Aus den Rezeptarien der Klosterärzte

Nachfolgend einige Kostproben aus dem uns erhalten gebliebenen klosterärztlichen Erbe, die einen kleinen Einblick in den klösterlichen Heilmittelschatz gewähren sollen. Auch wenn die meisten dieser Rezepturen aus heutiger medizinischer Sicht nachvollziehbar sind, eignen sie sich nur in einigen Fällen zur selbstständigen Anwendung. Nicht zuletzt auch aufgrund der Angaben zur erforderlichen Zutatenmenge, die heute nicht mehr geläufig und zum Teil auch nicht mehr zu rekonstruieren sind.

Auf jene der nachstehend genannten klosterärztlichen Arzneizubereitungen, die heute selbst angewendet werden können, wird jeweils gesondert im Text verwiesen. Fachkundige Diagnose und Therapie eines Arztes können und dürfen sie allerdings keinesfalls ersetzen.

Die überwiegende Mehrheit der genannten Heilrezepte entstammt dem *Lorscher Arzneibuch*. Als dieses zu Pergament gebracht wurde, sollte es noch eine ganze Weile bis zur Einführung des Salernitanischen Gewichtssystems Marke »Korn-für-Korn« dauern. So finden sich unter den Gewichtsangaben noch Maße wie »Drachme« und »Unze«. Deren Umrechung auf heute geläufige Maßeinheiten vermittelt eine Vorstellung von den damit jeweils bezeichneten Mengen und hilft zudem bei der praktischen Umsetzung weiter:

1 Drachme entspricht 3, 4 Gramm

1 Unze entspricht 8 Drachmen und damit 27, 2 Gramm

Dem Prinzip des »a capite ad calcem« folgend, sind auch die nun genannten klostermedizinischen Arzneien »von Kopf bis Fuß« angeordnet.

Kopfschmerzen

Zur Behandlung von Kopfschmerzen stand den Klosterärzten ein umfangreiches Repertoire an Arzneimitteln zur Verfügung.

Bei lang anhaltendem Kopfschmerz, vor allem wenn er ohne Fieber auftritt, soll man den Krankheitsstoff durch die Nase oder durch den Mund herausziehen. Dies wirkt sich auch auf die Ohren oder Zähne, die schon länger schmerzen, günstig aus. Kohlsaft in die Nase gegossen, reinigt den Kopf und lindert den Schmerz.

Man mischt 2 Löffel Senf in eine Schale voll Wassermet, erwärmt es und behält es längere Zeit im Mund: Dann fließt bei geöffnetem Mund der Rotz ab.

Reib Malvensamen mit Rotwein und gurgle damit lauwarm: Es zieht den Schleim aus dem Kopf.

1 Bund Ysop und 1 Bund Dost weicht man drei Tage lang in einem Schoppen besten Mostes ein, seiht den in der Sonne gut erwärmten Trank ab und gurgelt damit drei Tage lang. Wenn du dies einige Monate lang befolgst, wirst du gesund. Nicht nur im Kopfe, sondern auch in der Brust und im Magen.

Wenn der Kopf aufgrund eines Überschusses an Schleim oder aufgrund einer Verkühlung so voll ist, daß der Katarrh auftritt, drückt man eine zerstoßene Rübe in einem dünnen Leinentuch aus und spritzt den Saft in die Nase: Es reinigt wunderbar.

Man stellt aus einem Teelöffel getrockneten Lavendelblüten und einem halben Liter kochendem Wasser einen schwachen Heiltrank her und trinkt alle zwei Stunden ein Weinglas voll.

Zur Anwendung heute:

Eine Handvoll frische Pfefferminzblätter fein hacken, mit einem Esslöffel Essig in einem Mörser verreiben und die Masse auf Stirn und Schläfen streichen; gegebenenfalls mehrmals wiederholen.

Drei bis vier Efeublätter fein zerkleinern, mit Essig und Rosenöl (aus der Apotheke) in einem Mörser fein verreiben und diese Masse auf die Stirn streichen.

Augenbeschwerden
Zu allen Zeiten galt das Sehen als »Fürst der Sinne« und entsprechend das Auge als das kostbarste Organ. Gespeist aus griechischem und arabischem Wissen verfügte man zu Zeiten der Klostermedizin über eine breite Palette an Arzneimitteln für Augenleiden: darunter »Pillen, die das Licht der Augen schärfen« oder diese »reinigen« sollten und den »Blick überwachen«. Bockshornklee diente beispielsweise vielfach zum Lösen harter Abszesse an den Augen, grüner Koriander, gerieben und mit Frauenmilch vermischt, dazu, Schwellungen der Augen abklingen zu lassen. Beim Gerstenkorn gab man häufig Ammoniakgummi, in Essig gelöst und mit geriebener Gerste zu Brei verrührt und dann auf die betroffene Stelle aufgetragen.
Gegen Schmerz und Schwellung der Augen:
Koche Gänseschmalz mit Öl und salbe damit.
Gegen triefende Augen:
Gereinigte Kastanien, Linsen und Hagebuttensamen, alles zu gleichen Teilen zerstoß zu Pulver, reinige es, indem du es fein siebst; mit Honig benetzt legst du es über Nacht auf die Augen.

Zur Anwendung heute:
Einen Esslöffel getrocknete Fenchelblätter mit einer Tasse kochendem Wasser übergießen, abkühlen lassen und dann mit der Flüssigkeit zwei Kosmetikpads tränken. Diese auf die geschlossenen Augen legen und zehn Minuten einwirken lassen; dazu am besten hinlegen. Statt Fenchelblätter eignen sich auch Augentrostkraut oder Kamillenblüten (alle Zutaten aus der Apotheke oder einem Kräuterhaus).

Zahnschmerzen und Beschwerden im Mundraum
Auch zur Behandlung von Zahnleiden konnte die Klostermedizin aus einem enormen Heilmittelschatz schöpfen. Allein durch die medizinischen Schriften von Constantinus Africanus waren über 180 Arzneien gegen Beschwerden des Mundraums und der Zähne bekannt: von Alaun und Arsen über Honig und Myrrhe bis zu Weinessig und Zimt.

Gegen Zahnschmerzen:
Man kocht Spargel in Wein und behält ihn im Mund, er lindert den Schmerz, Spargelsaft wirkt ähnlich.

Das Kauen von rohem Kohl vertreibt sehr leicht den Schmerz.

Koche eine Efeuwurzel in unvermischtem Wein, behalte das im Mund, und der Schmerz geht vorüber.

Gegen Schmerzen der Zähne kochst du Zypressenzapfen in Wein und behältst den Wein im Mund. Das wirkt gut.

Man behält mit Essig oder Wein gekochte Fingerkrautwurzel im Mund.

Man hält Fingerkraut, das samt der Wurzel in Wein oder in Essig gekocht wurde, mit den Zähnen fest.

Gegen Wunden im Mund, gegen geschwollenes Zahnfleisch:
Reibe sorgfältig frische Eberraute, vermisch sie mit Honig, betupfe innen die schmerzenden Stellen und trag sie außen, wo die Schwellung ist, auf. Es heilt wunderbar.

Gegen die Fäulnis des Mundes, der Zunge und des Gaumens sowie zur Behandlung von Zahnfleisch, welches vom Lebenssaft zerfressen wird:
1 Unze faseriger Alaun, 1 Unze kleinasische Galläpfel, 2 Unzen Myrtenbeeren, 15 Pfefferkörner, 9 Unzen abgeschäumter Honig. Du mischst das und wendest es an.

Gegen Mundgeruch:
Das Kauen von Buchenblättern hilft.

Desgleichen zur Behandlung derer, die plötzlich durch überschüssigen Leibessaft Mundgeruch oder Zahnfleischfäule bekommen, so dass die Zähne ausfallen, was griechisch »Paradontose« heißt: Du kochst 1 Unze Grünspan, der mit 6 Unzen Honig gut gerieben wurde, und wirst einen Heilerfolg erzielen.

Gegen Rachen- und Gaumenentzündung:
Reib Safran und Rosenblätter sorgfältig mit 12 Pinienkernen, mische das mit Honig und wende es an.

Gegen offene Wunden im Rachen:
Aufgetragenes Terpentinharz hilft sehr gut.

Gegen Wunden im Rachen:
Verwende geröstetes Salz mit Essig, Öl und Honig.

Streich Wermut, vermengt mit Natron und Honig auf.

Zur Anwendung heute:
Einige Stücke frischen Fenchel langsam zerkauen, den dabei entstehenden Brei eine Weile im Mund behalten und dann hinunterschlucken.

Eine Tasse Wein- oder Obstessig guter Qualität in einem Topf leicht erwärmen, damit gurgeln und den Mundraum spülen.

Gegen Mundgeruch über mehrere Wochen hinweg regelmäßig abends vor dem Schlafengehen den Mund- und Rachenraum mit Wein- oder Obstessig ausspülen und damit gurgeln.

Eine verbreitete Mixtur zum Reinigen der Zähne war Asche, vermengt mit Salz und diversen Kräutern. Nicht von ungefähr, denn Asche wirkt desinfizierend und macht die Zähne weiß, Salz kräftigt das Zahnfleisch und regt dessen Durchblutung an. Dieses Zahnputzmittel lässt sich auch heute anwenden: Eine Scheibe Toast oder Weißbrot im Toaster leicht schwarz werden lassen und die Asche mit einer Prise Meersalz und einem Esslöffel getrockneten Salbei- oder Rosmarinblättern vermengen. Die Masse mit dem Finger auf Zähnen und Zahnfleisch verreiben und mit Wasser nachspülen.

Für ein klosterärztliches Mundwasser zur Stärkung des Zahnfleisches und zur Vorbeugung gegen dessen Rückbildung einen Teelöffel Eukalyptusöl in einem Viertelliter Wasser für fünf Minuten zum Kochen bringen und zugedeckt abkühlen lassen. Anschließend je zwei Tropfen Nelkenöl und Myrrhentinktur (alle Zutaten aus der Apotheke) unterrühren. Mit dieser Mischung einmal täglich, morgens oder abends, den Mund spülen.

Atemwegsbeschwerden
In den Antidotarien firmieren diese unter Krankheiten der Lunge und des Lungenfells. Häufig vertreten sind Anwendungen gegen »schweres Atmen«, womit Asthma gemeint ist. Husten, »tussis«, wurde entweder als eigenständige Krankheit oder als Symptom einer anderen Krankheit gesehen – zahlreiche Mittel finden sich zu seiner Behandlung, bei der interessanterweise oftmals zwischen »altem« und »neuem« Husten unterschieden wurde. Möglicherweise die auch heute übliche Unterscheidung zwischen chronischem und akutem Husten, dessen beliebteste Therapie in der Gabe von Honig bestand.

Entzündliche und akute Angina behandelte man durch einen Aderlass der Zunge, Gurgeln mit Rosen- und Honigwasser sowie einem heißen Halswickel, für den Kräutersäfte in Milch gekocht und mit Linsen- und Bohnenmehl vermengt auf ein Tuch aufgetragen wurden.

Ein Heiltrank gegen Husten:
Zum Lösen von reichlich vorhandenem Schleim reibst du Eppichsamen und Rautenblätter zu gleichen Teilen und läßt mit Andornsaft ein Eivoll trinken; es löst all den zähen Schleim.
Das Meerzwiebel-Mittel:
Es hilft bei Husten, indem es die Brust reinigt. 2 Unzen gesäuberte und gekochte Meerzwiebeln, 1 Drachme Safran, 1 Drachme Pfeffer, 2 Drachmen Ysop, 2 Drachmen Schwertlilie, ein Viertelchen Honig, ein Viertel Essig. Die Zwiebeln kochst und verreibst du und mischst sie samt den trockenen Zutaten in Essigmet.
Einfache Hustenmedizinen:
Man überbrüht zwei Teelöffel gemahlenen Anissamen mit einem Viertelliter kochendem Wasser, seiht ab und trinkt das.

Man überbrüht vier Teelöffel getrocknete, zerhackte Salbeiblätter mit einem Viertelliter kochendem Wasser, lässt ziehen, seiht die Blätter ab und trinkt dies bei Bedarf.

Husten wird gedämpft, wenn man eine zerdrückte Knoblauchzehe kocht und im Essen oder mit Honig einnimmt.
Gegen hartnäckigen Husten:
1 Unze Öl, 1 Unze Honig, 1 Unze Butter, 1 Unze Schlangenknöterich. Das alles mische, seihe ab und gib mehrere Tage lang je 3 Löffel, bis der Husten nachlässt.
Gegen Katarrh und Überschuss an Säften im Kopf:
Etwas, das sofort wirkt: Bertram und Kostwurz zu gleichen Teilen, einen halben Teil weißen Pfeffer, 1 Drachme Rittersporn. Man zerstößt, siebt, vermischt es und tut es in die Nase des Patienten, der dabei einatmen soll: Er wird sofort Erleichterung verspüren.
Gegen Heiserkeit und Versagen der Stimme:
Du kochst Kohlsaft mit Honig und trinkst ihn.

Gegen Mandeln, die bereits geklüftet und vereitert sind:
Man gurgelt mit Ziegenmilch, die mit Myrrhe gekocht ist und ganz schwach gesalzen.

Desgleichen für die Mandeln und den Rachen: Blätter vom Zwetschgenbaum in Wein gekocht nehmen jeglichen Schmerz, wenn man damit gurgelt.

Zur Anwendung heute:
Inhalat bei Erkältung: Je einen Teelöffel getrocknete Pfefferminz- und Salbeiblätter, Linden- und Kamillenblüten (alles aus der Apotheke) in eine große Keramik- oder Porzellanschüssel geben und einen Liter kochendes Wasser darübergießen. Den Kopf mit einem Handtuch bedecken, über die Schüssel beugen und den Dampf einatmen; dabei darauf achten, dass möglichst wenig Dampf unter dem Handtuch entweicht.

Erkältungstrank: Eine Handvoll rohe Holunderbeeren in einem halben Liter Wasser kochen, abseihen, mit Honig süßen und drei Mal täglich ein Weinglas davon trinken.

Gegen Husten und Halsschmerzen: Zwei in feine Scheiben geschnittene Lauchstangen in sehr wenig Wasser weich kochen. Die Lauchstücke durch ein feines Sieb drücken. Das Lauchmus anschließend mit 2 Esslöffeln Honig verrühren und davon bei Bedarf ein bis zwei Teelöffel davon einnehmen.

Gurgelwasser gegen Halsschmerzen: Je einen Teelöffel getrocknete Salbei- und Rosmarinblätter (aus der Apotheke) mit einem Viertelliter kochendem Wasser überbrühen, etwas abkühlen lassen, einen Teelöffel Honig unterrühren und mit der Flüssigkeit gurgeln.

Bei Halsschmerzen und geschwollenen Mandeln empfiehlt es sich auch, stündlich mit einer halben Tasse Essig, in den ein Teelöffel Salz untergerührt wurde, zu gurgeln.

Herz-Kreislauf-Beschwerden

Eigenständige Medikamente für Herzkrankheiten sind vergleichsweise spärlich in der klosterärztlichen Rezeptliteratur vertreten. Wenig verwunderlich, denn da der Blutkreislauf erst im Jahr 1628 durch William Harey entdeckt wurde, konnte man Kreislauf-beschwerden zu Zeiten der Klostermedizin auch noch nicht erkennen.

Arzneien, in deren Heilanzeigen »Herzbeschwerden« mit aufgeführt waren, dienten meist auch dazu, Leber und Magen zu stärken: Die »cardiaca« waren den Verdauungsorganen und zugleich dem Herzen bestimmt.

Gegen Herzklopfen:
Reib drei Lorbeerfrüchte, vermische sie mit drei Bechern Rotwein, koch das auf ein Drittel ein und lass es trinken.

Herzmittel aus Melisse:
Vier Zweige Zitronenmelisse, je zwei Zweige Ysop, Basilikum, Pfefferminze, Salbei und zerstoßene Wurzeln von Engelwurz mit braunem Zucker und Weinbrand für Wochen ziehen lassen. Davon trinken lassen.

Beschwerden im Magen-Darm-Trakt

Das klosterärztliche Spektrum an Arzneien gegen Magen- und Darmleiden ist enorm, was darauf hindeutet, dass diese Beschwerden damals häufig aufgetreten sein mussten. Berücksichtigung fanden besonders eine ungenügende Verdauungstätigkeit und damit einhergehende Beschwerden wie Verstopfung, Völlegefühl und Blähungen.

Beliebt zu deren Behandlung waren allen voran die Bitterstoffe des Wermuts sowie Abkochungen von Anis und Fenchel. Was sich ebenfalls wiederholt als Empfehlung gegen Magenbeschwerden verschiedenster Ursache findet, sind schwarzer Pfeffer und Salbei. In einem Rezept aus dem frühen Mittelalter, »ad stomachi dolorem«, heißt es beispielsweise: »Salbei und Pfeffer und Salz in altem Weine getrunken heilt.« Als probate Therapie galt darüber hinaus das Erbrechen, das durch entsprechende Mittel bewusst herbeigeführt wurde, da es »schädliche Galle und Schleim entferne, wodurch der Kopf geklärt würde«. Generell wurden die Ursachen für Verdauungsbeschwerden den beiden Säften Galle und Schleim, die in Menge oder Qualität schädlich geworden waren, zugeschrieben.

Den Konzepten der Vier-Säfte-Lehre (s. S. 110) folgend hatten demgemäß Abführmittel stets große Bedeutung – schließlich galt es nicht nur den Darm zu reinigen, sondern ganz generell die beiden schädlichen Säfte aus dem Körper zu leiten. Beliebt zum Abführen waren Zubereitungen mit Aloe vera sowie der Schwarzen Nieswurz. Eine Spezialanfertigung aus der klosterärztlichen Manufaktur war der »luterdranck«, ein aus Wein, Honig und aromatischen Kräutern bestehendes, mild wirksames Abführmittel.

Gegen Appetitlosigkeit und Ekel:
Man kocht getrockneten Wermut und Dill in Wasser auf ein Drittel ein und nimmt es.

Bei schlechter und schwacher Verdauung:
Nach dem Essen kaut man etwas rohe Aniswurzel.

Man kaut frische Stängel der Engelwurz, die man zwei Wochen in Weinbrand ziehen lässt, nach den Mahlzeiten.

Man mischt je einen Teelöffel gemahlene Kalmuswurzeln und Kleie mit etwas Milch zu Brei und nimmt einen Esslöffel davon nach dem Essen.

Ein Heilmittel gegen Verstopfung, es führt ohne Beschwerden ab: 2 Drachmen Safran, 2 Drachmen Pfeffer, 2 Drachmen Andornsaft, genügend Knoblauch. Man verreibt alles, tut ein wenig Honig dazu und lässt es mit Wasser vermischt trinken.

Zur Anwendung heute:
Wacholdersirup gegen Verdauungsschwäche: Man kocht hundert Gramm Wacholderbeeren mit der Schale einer halben, ungespritzten Zitrone in einem Liter Wasser weich, gießt die Flüssigkeit durch ein Sieb und drückt das Beerenfleisch gut durch. Dann zwei Eßlöffel Honig unterrühren und den Beerenabsud bei leichter Hitze für rund zehn Minuten etwas eindicken lassen. Den Sirup in eine Flasche abfüllen und im Kühlschrank aufbewahren. Täglich einen Esslöffel voll davon nach den Mahlzeiten einnehmen.

Estragonwein zur Anregung der Verdauung: Vier Zweige frischen Estragon und eine halbe Vanilleschote in einer Glasflasche mit einem halben Liter Weinbrand für zwei Wochen ziehen lassen. Anschließend die Flüssigkeit durch ein Sieb abgießen und in eine Flasche abfüllen. Einen Esslöffel davon täglich zwei Mal vor den Mahlzeiten einnehmen.

Zur Verdauungsstärkung empfiehlt sich auch, je einen Teelöffel zerstoßene Fenchelsamen, getrocknete Pfefferminz- und Zitronenmelissenblätter sowie Kamillenblüten (alles aus der Apotheke) mit einem halben Liter kochendem Wasser zu übergießen und zehn Minuten ziehen zu lassen. Drei Mal täglich ein kleines Glas davon trinken.

Gegen Verstopfung eine Handvoll Süßholzwurzeln (aus der Apotheke) und vier getrocknete Feigen über Nacht in Wasser einweichen. Diese Flüssigkeit mit Süßholz und Feigen am nächsten Tag mit einem Teelöffel Anissamen aufkochen. Dann nimmt man das Süßholz und die Feigen heraus, süßt sie mit Honig und isst sie zum Frühstück oder abends vor dem Schlafengehen.

Bei Durchfall weicht man einen Esslöffel getrocknete Heidelbeeren vier bis fünf Stunden in einem Liter Wasser ein. Anschließend einige Minuten bei kleiner Flamme aufkochen. Zugedeckt zehn Minuten ziehen lassen, abgießen und den Saft einer ungespritzten Zitrone unterrühren. Stündlich ein kleines Glas von dem Heidelbeerwasser trinken.

Das Schema des von »Kopf bis Fuß« kann bei Krankheiten, die nicht einem bestimmtem Organ oder Ort zuzuordnen sind, sondern überall am Körper auftreten können, nicht mehr greifen. In den Arzneibüchern wurden diese Beschwerden in zwangloser Folge am Ende des jeweiligen Schriftwerks angeordnet – dieses alte Prinzip wird auch hier beibehalten.

Fieber

Im Mittelalter und bis etwa 1850, als die Medizin den Charakter des Fiebers als Begleitsymptom anderer Krankheiten erkannt hatte, galt es als eigenständige Erkrankung, die in vielen verschiedenen Formen auftreten konnte. Entsprechend häufige Erwähnung findet die Behandlung von Fieber, das genauestens in verschiedene Arten wie etwa kontinuierliche oder wechselnde Fieber unterteilt wurde. Allen Fieberarten zugrunde liegend sah man die zwei Säfte Blut und Galle, die man als »verdorben« erachtete. Um diese aus dem Körper zu leiten, suchte man für gewöhnlich, Schweißausbrüche hervorzurufen. Hierzu verwendete Mittel waren unter anderem Absinth, Lattich, Leinsamen und Ammoniak. Wein, ein ansonsten vielfach eingesetztes Vehikel für Arzneistoffe und häufig auch für sich als Heilmittel verabreicht, galt Fiebernden als absolut unzuträglich. Erst nach Abklingen des Fiebers durfte Wein zur Stärkung gegeben werden. Ferner, so raten die Antidotarien, sollten Fieberkranke vor allem Pfeffer und alles andere, was erhitzt, meiden.

Zur Anwendung heute:
Fiebermittel aus Blüten: Ein kleines Stück Süßholzwurzel schälen und fein zerhacken. Mit je einem halben Teelöffel getrockneten Linden- und Kamillenblüten (alles aus der Apotheke) zehn Minuten in einem halben Liter kochendem Wasser ziehen lassen, dann abseihen und mit Honig süßen. Stündlich ein kleines Glas voll einnehmen.

Basilikumtrank gegen Fieber: Einen Teelöffel getrocknete Basilikumblätter, den Samen aus einer großen Kardamomschote und einen halben Teelöffel gemahlenen Zimt zehn Minuten in einem halben Liter kochendem Wasser ziehen lassen und abseihen. Mit braunem Zucker oder Melasse leicht süßen und alle zwei bis drei Stunden ein kleines Glas von dem Trank einnehmen.

Hauterkrankungen

Zahlreich sind die Arzneien gegen Hautkrankheiten – schließlich sind diese ärztlichem Handeln am leichtesten zugänglich und nirgends wird Erfolg oder Versagen der Behandlung so offensichtlich. Gemäß der Vier-Säfte-Lehre (s. S. 110f.) waren Erkrankungen der Haut stets Ausdruck einer unausgewogenen Säftemischung im Körper, aufgrund derer sich die verdorbenen Säfte einen Weg nach außen suchten: »Die Natur treibt die schlechten Säfte oft zur Oberfläche, damit das Innere des Körpers gereinigt werde«, heißt es im *Viaticum Constantini*. Herauszufinden, welcher Saft das Übel verursacht, war den Ärzten demgemäß wichtiger als die Art und Weise, wie sich die Hauterkrankung bemerkbar macht.

Jucken, Hauptsymptom der Hautleiden, sowie Pusteln und »Flecken« waren es vor allem, was man behandelte: durch Salben mit Schwefel, Natron und Storax, mit denen der Kranke eingerieben und darauf ins Schwitzbad gesetzt wurde.

Über die Pflege einer gesunden Haut findet sich wenig in den mittelalterlichen Arzneibüchern. Entgegen antiker Tradition kommt die Kosmetik recht kurz. Für einen schönen Teint, so heißt es immerhin bei einem Rezept, soll die Dame ihr Gesicht mit Honig einreiben, dann mit verhülltem Haupte über einem heißen Stein oder im Badezuber schwitzen und schlussendlich das Gesicht mit purem Wein wieder abwaschen.

Zur Entfernung von Körperflecken:

Man legt mit Honig geriebenen Rettich auf.

Eine Salbe gegen Hautausschlag und Juckreiz, die jedes Brennen nimmt:

3 Unzen Bleiglätte, 1 Becher Essig, 1 Becher Rosenöl. Man löst zunächst die Bleiglätte im Essig auf und reibt alles sorgfältig. Dann gibt man das Rosenöl hinzu und reibt so lange, bis es dick wie Honig wird. Gebrauch es, wenn nötig: Es ist ein wirksames Mittel.

Frauenbeschwerden

Deren Behandlung nimmt einen breiten Raum in der Klostermedizin ein. In Hildegard von Bingens *Causae et curae*, ihrem um 1150 verfassten Werk über die »Ursachen und Behandlungen von Krankheiten«, findet sich beispielsweise eine das Wissen dieser Zeit zusammenfassende Heilkunde »aller weiblichen Belange«. Albertus Magnus gab später, im ausgehenden Mittelalter, die Heilschrift *Über die Geheimnisse des weiblichen Geschlechts* heraus.

Häufige Heilzubereitungen sind solche zur Regulierung oder Beeinflussung der Menstruation. Sie galt als Prozess der Säftereinigung und deren Regelmäßigkeit und normaler Verlauf als entsprechend bedeutsam für die Gesundheit einer Frau. Diese alte Vorstellung hat sich teils bis heute in Ausdrücken wie dem »monatlichen Reinigungsfluss« erhalten.

Gegen geschwollene und schmerzende Brustwarzen:

Reib Pastinaksaft und Wein zu gleichen Teilen sowie Gänseschmalz und leg es auf: Es wird heilen.

Reib Dill, siebe ihn, vermisch ihn mit Rosenöl und wende das an; streich das auf Leinen und leg es auf.

Gegen Schmerzen in den Brüsten:

Koche Tausendgüldenkraut gar, gib Wachs dazu und lege das auf.

Zur Anwendung heute:
Eibischauflage bei entzündeten Brustwarzen: Zwei Esslöffel fein zerhackte Eibischwurzeln (aus der Apotheke) für einige Stunden in einer Tasse kaltem Wasser ziehen lassen und anschließend mit dem Wasser bei kleiner Hitze für zehn Minuten aufkochen. Einen Esslöffel getrocknete Kamillenblüten (aus der Apotheke) in einen Krug geben, die Eibischabkochung darübergießen und alles zugedeckt abkühlen lassen. Ein zuvor ausgekochtes Baumwolltuch mit der Flüssigkeit tränken und auf die entzündeten Brustwarzen legen.

Wunden und Verletzungen

Zur Wundbehandlung hatte bereits die Medizin der Antike reichlich Rezepturen in ihrem Repertoire, aus dem die Klosterärzte mit vollen Händen schöpfen konnten.

Zur Heilung von leichten Verbrennungen:
Koche Wegerichblätter, reib sie und leg sie auf.

Koche Zwiebeln zu einem dicken Brei und lege ihn auf.

Mische gemahlene Rotulmenrinde mit warmem Wasser zu einem Brei, menge einige Tropfen Eukalyptusöl hinzu und lege das auf.

Umschlag bei leichten Verbrennungen: Einen Esslöffel Kamillenblüten übergießt man mit einer Tasse kochendem Wasser und lässt dies etwas ziehen. Dann rührt man so viel gemahlenen Leinsamen hinein, bis ein Brei entsteht, den man auf ein Tuch gibt und damit einen Umschlag macht.

Umschlag mit Knoblauch: Mit einem Mörser zerreibt man drei Knoblauchzehen und verrührt sie mit etwas Wasser zu Brei. Diesen gibt man auf ein sauberes Tuch und legt das auf die Wunde auf.

Ein Medikament zur Heilung von tiefen Wunden:
Schierlingswurzeln, Ahorn, Kreuzkraut, Spargel kocht man gründlich in Honig und seiht ab; Schwefel, Bleiglätte, Mastixkörner, Myrrhe und Weihrauchkörner zerstößt man zu Pulver, kocht es wiederum recht gründlich, bis es dick wie Honig wird, und macht daraus eine einheitliche Masse. Hieraus formt man kleine Dochte und steckt sie in die Wunde. Es heilt wunderbar.

Tonika

Ebenso wie heute Apotheken ein weites Spektrum an Medikamenten anbieten, die allgemein gesundheitsfördernd und nicht gegen bestimmte Erkrankungen angezeigt sind, kannte auch die Klostermedizin viele solcher Mittel – sei es zur Kräftigung, Nervenstärkung und -beruhigung oder gegen Schlafstörungen.

Gegen Schwindelanfälle:

Man legt ausgelassenes Schweinefett vom Scheitel her gegen die Stirn und befestigt es mit einer Haubenbinde, damit es hält: Man wird über den Erfolg staunen.

Essig, nach dem Essen getrunken, hilft gut gegen Schwindelanfälle.

Zur Kräftigung nimm eine Handvoll junge Brennnesselblätter, tu sie in kochendes Wasser und trinke davon.

Zur Anwendung heute:

Zur Nervenberuhigung: Man übergießt je einen Teelöffel geriebene Baldrianwurzeln und getrocknete Pfefferminzenblätter sowie je einen halben Teelöffel getrocknete Kamillenblüten und Lavendelblüten (alles aus der Apotheke) mit einem halben Liter kochendem Wasser. Zehn Minuten ziehen lassen, abseihen und ein- bis zwei Mal täglich ein Glas davon trinken.
Rosmarinwein zur Stärkung: Man lässt sechs Zweige frischen Rosmarin vier Tage in einer verschlossenen Flasche süßem Weißwein oder Portwein stehen. Ein Glas davon wirkt belebend.

Weiteres aus der klosterärztlichen Manufaktur

Rosenöl:

Man tut in eine Flasche einen Schoppen frisches Pflanzenöl und legt dahinein eine gereinigte Rose, die 3 bis 4 Stunden im Schatten getrocknet wurde, verschließt die Flasche gut, damit der Duft nicht verloren geht, und stellt sie 40 Tage lang ins Sonnenlicht. Es ist ein stopfendes Mittel, hat kühlende und zusammenziehende Wirkung, es lindert die gefährliche Schärfe im Magen und lässt Blasen zurückgehen. Aufs Augenlid geträufelt, löst es auch die dort auftretenden Verhärtungen (nämlich Gersten- und Hagelkörner); bei sehr vielen Medikamenten ist es als Lösungsmittel erforderlich. In einem Trank eingenommen, wirkt es fiebersenkend und abführend.

Kamillenöl:
Man gibt in eine Flasche mit einem Schoppen Mandelöls 3 Unzen Kamillenblüten, von denen man die Blütenblätter mit zwei Fingern abgestreift hat. Die Flasche verschließt man mit einem locker gewobenen Leinentuch, damit nichts hineinfällt und die Luft dennoch Zutritt hat, und stellt sie 40 Tage in die Sonne. Danach verschließt man sie gut, damit der Duft nicht verloren geht, und hebt sie so auf.

Mandelöl:
Befreie Bittermandeln von der Schale, zerstoß sie und tu sie in einen Kessel mit siedendem Wasser, lass es lange kochen und schöpfe sorgfältig das obenauf schwimmende Öl ab.

Desgleichen eine andere Herstellung: Tu zwei Unzen Bittermandeln in einen Schoppen welschen Öls und koch es in einem doppelten Gefäß. Das Mandelöl reinigt das Gesicht von Flecken, es beseitigt alle Sommersprossen und Unreinheiten, auch glättet es Runzeln. Es hilft vor allem gegen jede Krankheit des Kopfes, gegen Schmerz, Schwellung oder Geschwülste, es wirkt bei Magen- und Milzkrankheiten, bei Nierenschmerzen und Harnverhalten, es hilft sogar bei Gebärmutteraufblähung.

Oponax:
Man verreibt die Zweige vom Liebstöckel oder die Wurzel von der Bärwurz und presst den Saft aus. Das nennt man Heilwurzsaft (lat: opopanacus). Er hilft gegen Herzklopfen und bei Herz- und Magenkranken. Mische ihn mit Wein und ein wenig gemahlenem schwarzen Pfeffer und lass ihn so auf nüchternen Magen trinken.

Gemütskrankheiten
Auf der Basis der Säftelehre kannte man im Mittelalter, anders als heute, keine Trennung zwischen nervlich, also körperlich, und seelisch bedingten psychischen Störungen. Alles, was sich, wie beispielsweise eine depressive Verstimmung, durch Veränderungen des Gemüts äußerte, führte man auf fehlerhafte Säfte zurück, welche die Funktion der diversen spiritus, der »Lebensgeister«, behindern konnten.

Die Ursachen der vielen verschiedenen Arten von psychischen

Veränderungen – von der »mania«, womit vermutlich alle Arten von Geistesverwirrung gemeint waren, bis zu den heute als depressive Erkrankung, Psychose und Angststörung gedeuteten Krankheitsbildern – wurden im Körper, genauer in den Säften, gesucht. Auch Lähmungen galten als Folge einer »oppilatio nervorum«, einer »Verstopfung der Nerven« durch schlechte Säfte. Zur Auffassung, Krankheiten der Psyche wie auch der Nerven seien durch »böse Geister« und »Dämonen« verursacht, die sich der Körper der Patienten, der »Besessenen« habhaft machen, kam man erst im ausgehenden Mittelalter.

Besonders beschäftigt hat die Ärzte von alters her die »melancholia«: jener »schwarze, zersetzende und ätzende Stoff im Blut, der tiefsinnig und schwermütig macht«. Zu ihrer Behandlung mussten die krankhaften Säfte ausgetrieben oder zumindest beruhigt werden, vor allem die schwarze Galle, die als die wichtigste Ursache der Melancholie galt. Bemerkenswert ist, dass damals bereits auch psychosomatische Aspekte als ursächlich erkannt und berücksichtigt wurden: »Weil die Melancholia die Seele und den Körper zugleich kränkt, erkrankt notwendigerweise auch der Körper«, bemerkte der an der Schule von Salerno tätige Gelehrte Constantinus Africanus. Ebenso war man überzeugt, dass vor allem »Anstrengung der Seele in Melancholie verfallen lässt«. Eine Auffassung, die der heutigen sehr nahe kommt: Stress und dauerhafte psychische Überbelastung sind wichtige Ursachen von depressiven Verstimmungen, Angststörungen und anderen psychischen Beschwerden.

Auf die hippokratischen Schriften zurück geht die Erkenntnis, dass »jede Vernachlässigung des Körpers den Organismus mit schlechten Säften anfüllt, welche sich in schwarze Galle verwandeln«. Wirksamer als alle Arzneimittel erachtete man demzufolge die Diätetik, die Kunst der behutsamen Lebensführung: der Behandlungskanon umfasste ausgewogene und vernünftige Ernährung, Bäder, Salbungen und Sport, besonders ausgiebige Fußmärsche, das Hören schöner Musik sowie regelmäßigen Geschlechtsverkehr. Nicht zu vergessen Weingenuss, denn wie Galen zufolge »die Erfahrung lehrt«, hilft »nichts Besseres zur Erfreuung der Seele und zur Bannung von Furcht und Traurigkeit, als der Wein«.

»Die heilige Krankheit«

Was zu Zeiten der Klostermedizin als »heilige Krankheit« bezeichnet wurde, ist der »Epilepsie« gleichzusetzen. Man unterschied damals wie heute viele Arten der Epilepsie, doch das Phänomen des Grand-mal-Anfalles ist charakteristisch und demgemäß eindeutig beschrieben. Auch hier war man, ebenso wie bei psychischen Erkrankungen, von der rein körperlichen Entstehung überzeugt: Als Ursache sah man die Wanderung krankhaft veränderter Säfte ins Gehirn an, »wo hauptsächlich die Seele wohnt«, die durch diese Säfte gestört und verändert würde. Die genannten Medikamente, die »epileptici«, enthielten zumindest eine der drei stark wirkenden Drogen Opium, Bilsenkraut und Mandragora, die Mehrzahl der Präparate gleich alle drei zugleich. Darüber hinaus kamen auch die großen Universalheilmittel wie der Theriak (s. S. 123f.) zur Anwendung.

Diese »starken Geschütze«, die gegen die Epilepsie aufgefahren wurden, deuten darauf hin, dass man sich wohl bereits damals der Schwere und Unheilbarkeit der Krankheit bewusst war.

Vergiftungen

Von Kaiser Nero, einem der berühmtesten Giftmischer des Altertums, über das gesamte Mittelalter hindurch bis in die Neuzeit war Gift etwas Alltägliches, und jeder suchte sich gegen derartige Angriffe übelwollender Zeitgenossen zu schützen. Denn die Gefahr, vergiftet zu werden, lauerte überall und bedrohte beileibe nicht nur die herrschende Klasse. »Die Vorbeugung gegen Gifte ist schwierig, weil die, welche heimlich Gift geben, es so anstellen, dass auch die Erfahrensten getäuscht werden. Die Bitterkeit nehmen sie den Giften dadurch, dass sie Süßes hinzufügen, und den schlechten Geruch überdecken sie durch Duftmittel. Sie mischen Giften auch Arzneimittel zu, die, wie sie wissen, zu Gesundheitszwecken gegeben werden«, warnte Dioskurides nicht umsonst.

Vergiftungen, ob sie nun durch absichtlich verabreichte Gifte oder durch den Biss giftiger Tiere hervorgerufen worden waren, wurden generell als unheilbar angesehen. Wenn überhaupt etwas helfen konnte, so war es der Theriak (s. S. 123f.). Daneben gab es noch vereinzelt Gegengifte wie das »esdra«, welches »nützt gegen giftige Bisse von Tieren (wie) Schlangen, Fröschen und anderen Reptilien« und die Eigenschaft besitzt, »gegen Beibringung von Gift zu schützen« – allerdings nur, »wenn man es drei oder vier Jahre regelmäßig eingenommen hat«. Eine Arznei namens »metridatum« wirkte »besonders gegen äußerlich angebrachtes oder getrunkenes Gift und zerstört es mit großer Bewunderungswürdigkeit«. Die Hauptbestandteile aller dieser Mittel waren Opium, Bilsenkraut und Alraune. Die Vipernpastillen, denen Schutzfunktion gegen giftigen Schlangenbiss zugeschrieben wurde, enthielten darüber hinaus noch das Fleisch der Schlange, nach der sie benannt wurden.

Amulette und geweihtes Wasser

Neben fundierten medizinischen Kenntnissen fanden, wenn auch nur in geringem Umfang, auch magische Heilpraktiken Anwendung in der Klostermedizin. Die aus der spätantiken Heilkunde ins Mittelalter importierte magische Medizin lebte zwar weiter – mit ein Grund, weshalb, wie eingangs erwähnt, viele Vertreter des Klerus der Medizin so kritisch gegenüberstanden –, hatte jedoch nur wenig Einfluss auf die tägliche Praxis des Klosterarztes. Handauflegen, geweihtes Wasser, Amulette und so fragwürdige Methoden wie der Exorzismus, die Teufelsaustreibung, gewannen erst, als sich die Klostermedizin bereits ihrem Ende zuneigte, an Bedeutung. Zu Zeiten der unaufhaltsam wachsenden Macht der Kirche wurden diese Praktiken vielfach angewendet dann allerdings in dem bekannt fanatischem Ausmaß.

So sind auf Aberglauben basierende Rezepturen auffallend selten in den mittelalterlichen Antidotarien. Unter den wenigen magisch-mystisch inspirierten Prozeduren und Zubereitungen findet sich unter anderem der Rat, dass Besessene gut daran tun, Weihwasser zu trinken und jene Orte zu meiden, an denen Tote liegen. Oder aber die Empfehlung an Wassersüchtige, Rindermist einzunehmen; weibliche Patienten jenen von männlichen Rindern, männliche Patienten in Entsprechung von weiblichen Tieren. In einer »ad memoriam« genannten Rezeptur wird Platon als bewährter Hexenmeister zum Zeugen gerufen, zudem sollten Zaubersprüche, gesprochen oder niedergeschrieben und als Amulett auf der Brust getragen, Heilung herbeiführen.

Die genannten »Therapien« bilden jedoch die Ausnahme im Behandlungskanon der Klosterärzte. Was dagegen mehr Beachtung in der Klostermedizin fand, waren die verschiedenen Mondphasen. So sollte bei der Ernte von Heilkräutern wie auch bei ihrer Verarbeitung zu Arzneien der Stand des Mondes berücksichtigt werden. Bereits Marcellus Empiricus von Bordeaux weist in seinem um 410 verfassten Buch *Über Heilmittel* den Leser an: »Bei ihnen sollst du darauf Acht geben, dass du dich, während du sie pflückst und zusammenstellst, bei zunehmendem Mond nach ihnen umsiehst. Wenn du es nicht so tust und sie bei abnehmendem Mond pflückst, sind sie weniger wirksam. Wenn aber der Mond abnimmt, erfährt jedes Ding eine Verminderung. So sollst du nicht zweifeln, dass wir auch beim Sammeln von Kräutern und Zusammenstellen von Heilmitteln dessen Einfluss und Macht berücksichtigen müssen.« Ebenso rät das klostermedizinische Schrifttum, einige Arzneien, meist Simplicia, also solche, die aus einer Zutat bestehen, nur bei abnehmendem Mond anzuwenden, um eine erfolgreiche Behandlung zu gewährleisten.

Zu Gast im Refektorium

Schenke mir eine gute Verdauung, Herr, und auch etwas zum Verdauen.
Thomas Morus 1478–1535

Die mittelalterlichen Klöster waren nicht nur Hochburgen des Wissens, sondern auch der Esskultur: Hinter klösterlichen Mauern saßen außer den Intellektuellen auch die Gourmets, ohnehin meist in einer Person verkörpert.

Die Klöster haben die europäische Tischkultur wesentlich bereichert und verfeinert. Vieles, was den Gaumen bis heute erfreut, verdanken wir klösterlichem Geschmackssinn, der – einerlei, welcher Orden und welche Epoche – wenig Abkehr von weltlicher Sinnenfreude zu erkennen gibt.

Dies trifft nicht nur für die Weinkelterei und das Bierbrauen zu, in dem die Klöster über Jahrhunderte hinweg unbestrittene Meister waren. Klösterlichem Einfallsreichtum entstammt auch, was der Benediktinermönch Dom Pérignon, von 1668 bis 1715 Kellermeister der Abtei Hautvillers bei Épernay, mittels raffinierter Keltertechnik und ausgeklügelter Vinifizierung kreierte: der Champagner. Ohne den französischen Ordensmann wäre die Welt um einen Genuss ärmer.

Dass man sich in den Klöstern zudem ausgezeichnet auf die Kunst des Destillierens verstand, wurde bereits erwähnt. Nicht jedoch, dass die klostereigenen Backstuben den »Urteig« für die erfreuliche Vielfalt an Brotsorten und süßem Backwerk rührten, für die gerade Mitteleuropa bekannt ist. Ob Wecken und Brote in diversen Ausführungen, Kuchen und Törtchen – alles ist erstmals unter den kreativen Händen eines Klosterbäckers geknetet worden. Ganz zu schweigen von den Versuchungen aus den klösterlichen Confiserieren und Patisserien.

Die folgenden Ausführungen über die hohe Kultur klösterlichen Genießens sind auch unter dem Aspekt der Pflege und Erhaltung von Wohlbefinden und Gesundheit zu verstehen. Denn, ganz im Sinn des hippokratischen Erbes der Diätetik, wonach »Nahrungsmittel Eure

Heilmittel und Heilmittel Eure Nahrungsmittel sein« sollen, suchte man durch den Genuss bestimmter Nahrungsmittel vielfach auch Gesundung zu erreichen: Essen und Trinken als Arznei.

Klösterlich Kulinarisches

Den mittelalterlichen Klosterküchen in den Topf geguckt offenbart abwechslungsreiche Speisevielfalt. Viele dieser Köstlichkeiten aus Küche und Keller der Klöster sind auch heute hoch begehrt. Dabei war und ist den klösterlichen Köchen, Bäckern, Konditoren und Kellermeistern der aufmerksame Umgang mit den unter ihren Händen gefertigten Produkten stets ein Anliegen. Mangelnde Wertschätzung von Speisen und Getränken, seien es einfache, solche zur Stärkung der Kranken oder zur Bewirtung hoher Gäste, widerspricht ganz und gar klösterlicher Tradition. Der benediktinischen Tischkultur ging es vielmehr um den bewussten Genuss – eine Botschaft, die es mehr denn je wert ist, gehört zu werden.

Was so alles in die Kochtöpfe der Klosterküchen wanderte, offenbart sich uns heute unter anderem in den Texten der bereits erwähnten *Cura corporis*. In den Ordensvorschriften wurde genau niedergelegt, welche Speisen und Getränke wann und wie zu servieren sind. Ebenso finden sich in diesen Schriftwerken Anweisungen zum Küchendienst, zu dem, nebenbei bemerkt, vornehmlich die Laienbrüder abkommandiert wurden.

Nicht nur vieles, was aus unserem kulinarischen Repertoire nicht mehr wegzudenken ist, ist klösterlichen Ursprungs – auch die Tischkultur stammt aus den Refektorien, von wo aus sie den oftmals rauen Sitten an weltlichen Tafeln Einhalt gebot. Tischdecken, Servietten, Besteck wie auch rücksichtsvolles Benehmen bei Tisch, all das sind klösterliche Erfindungen.

Wie die »Cura corporis«-Texte geben auch die Gesundheitsregeln der Schule von Salerno anhand der darin erwähnten Nahrungsmittel Aufschluss über die Zusammenstellung des klösterlichen Speiseplans. Welche Gemüse- und Obstsorten auf die mittelalterlichen Teller

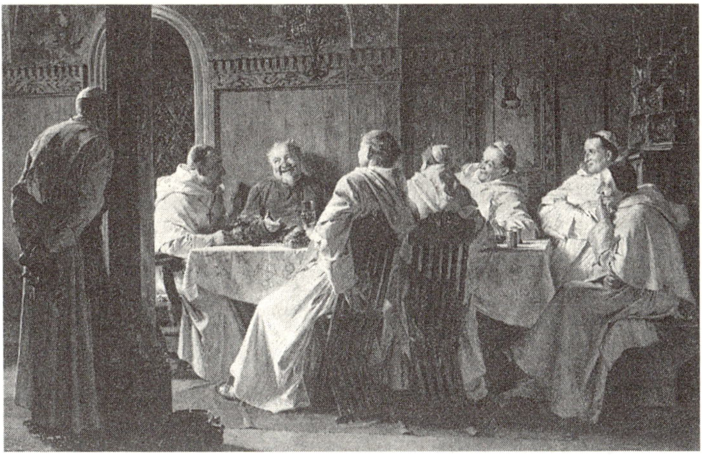

Eduard Grützner (1846–1925): Tafelnde Mönche

kamen, offenbart ferner der *Hortulus* wie die bereits zitierte Passage aus der *Capitulare de villis* Karls des Großen (s. S. 50). Eine weitere Hilfe bei der Recherche in den klösterlichen Speisekammern und Kochtöpfen ist der Umstand, dass hinter den Klostermauern über weite Teile des Tages Schweigen geboten war. Um sich dennoch über die Dinge des täglichen Lebens verständigen zu können, etablierten sich Redezeichen, vergleichbar jenen, wie sie Taubstumme verwenden. Auch für Nahrungsmittel gab es bestimmte Zeichen, mittels derer der Abt dem Koch mitteilte, was dieser heute auf den Refektoriumstisch bringen sollte. Diese geben uns heute ebenfalls Aufschluss darüber, was so alles auf die klösterlichen Teller kam.

Der folgende Streifzug durch die mittelalterlichen Klosterküchen und Speisesäle vermittelt auch einen Eindruck davon, wie sich der Speiseplan außerhalb der Klostermauern zusammensetzte. Denn vieles, was im Refektorium serviert wurde, kam auch in den weltlichen Haushalten dieser Zeit auf den Tisch.

»Man unterlasse das Murren ...«

Lobenswerter ist es, maßvoll zu essen, als zu verzichten.
Aurelius Augustinus, 354–430

Sicherlich verlangte Benedikts Regel, dass zu den gegebenen Zeiten und regelmäßig gefastet wurde. Doch wie noch zu lesen sein wird, bei weitem nicht so hart wie vermutet. Auch ließ der Ordensvater wissen, dass man es – getreu dem benediktinischen Grundsatz der »discretio«, der Mäßigung – mit den kulinarischen Genüssen nicht übertreiben solle: »Nie darf sich bei den Mönchen Übersättigung oder Trunkenheit einschleichen.« Völlerei galt, zumindest auf dem Papier, als eine den Zielsetzungen des Klosterlebens zuwiderlaufende Unsitte.

Dennoch ließ Benedikt hinsichtlich dessen, was im Refektorium täglich auf die Teller kam, Umsicht walten. Er setzte dies gar »mit einigen Bedenken« fest, wie er seinen Vorgaben zum »Maß der Speise« vorausschickte. Diese sahen für die tägliche Hauptmahlzeit »zwei verschiedene gekochte Gerichte« vor, »sodass etwa der, welcher von dem einen nicht hat essen können, von dem anderen erquickt werde«. So war für jeden Geschmack etwas dabei und die Ernährung zudem ausgewogen, denn »gibt es Obst oder frisches Gemüse, reiche man es zusätzlich«. War die Arbeit einmal härter, unter anderem in der sommerlichen Erntezeit, in der auch die Nonnen und Mönche den Laienbrüdern bei der Feldarbeit helfen mussten, übertrug es Benedikt dem »Ermessen und der Zuständigkeit des Abtes, etwas mehr zu geben, wenn es gut tut«.

Grund zum Murren, wie es laut Benedikts Regel zu unterlassen war, hatten die Klosterleute angesichts seiner Vorgaben zum »Maß der Speise« wenig: Bei der Durchsicht der alten Ordensvorschriften offenbart sich schnell, dass die Askese nicht auf die Spitze getrieben wurde. Wenn auch den Ordensleuten offiziell Maßhalten beim Essen und Trinken abverlangt wurde, waren die Rationen alles andere als zu knapp bemessen. Zumal dank der Weisung Benedikts täglich mindestens zwei verschiedene Gerichte aufgetragen wurden, die man jedoch nicht alternativ, sondern als zwei aufeinander folgende Gänge verspeiste. Wie aus den alten Quellentexten hervorgeht, wurden daraus bald drei bis vier Gänge. Schließlich, so das spitzfindige Argument des berühmten Ordensmannes Petrus Venerabilis von Cluny: »Für die Mönche und Nonnen, die auch von dem zweiten Essen nichts genießen können, muss ein drittes, ja sogar ein viertes zur Verfügung stehen, weil die Bedürfnisse der Menschen verschieden sind.« Selbst in der Fastenzeit waren mehr als zwei Gänge zur Hauptmahlzeit gang und gäbe. Nur auf die beliebten Zwischengerichte, die so genannten »Pitanzen« und »Generalia«, wurde an Fastentagen verzichtet.

Hagere Kleriker, deren Genüsse sich darauf beschränkten, sich mit Psalmenklang zu sättigen und sich ab und an ein Schlückchen Messwein zu gönnen, dürften die Ausnahme gewesen sein. Die vielen auf Leinwand verewigten Ansichten klerikaler Beleibtheit liefern hierzu reichlich Anschauungsmaterial.

Besonders die Cluniazenser waren alles andere als Kostverächter. Ebenso wie die Benediktiner vertraten sie vehement die Ansicht, dass Essen und Trinken Leib und Seele zusammenhalte. Außerdem steht in der Bibel ganz klar zu lesen, dass auch Jesus an umfangreichen Gastmählern teilnahm. Kärgliches zu servieren, konnte man sich überdies angesichts der hohen Persönlichkeiten, die zumindest in den großen Orden nahezu täglich an den Klostertischen zu Gast waren, aus Prestigegründen gar nicht leisten.

Eine probate Rechtfertigung für eine pflegliche Behandlung des Gaumens war auch der Chordienst. Besonders der stehend und des nächtens zu vollziehende Psalmengesang konnte an den Kräften der Nonnen und Mönche gewaltig zehren. Dies galt es entsprechend in der Fastenzeit mildernd zu berücksichtigen. Deren Hauptsaison lief alljährlich von Aschermittwoch bis Ostern. Am Ostersonntag durften die Mönche und Nonnen dann bereits zum Frühstück eine Specksuppe löffeln, welche den vom Fasten geschwächten Magen stärken und die schlechte Laune vertreiben sollte – wie in einer von einem gewissen Abt Gerold um 1110 aufgestellten Klosterordnung ausdrücklich nachzulesen ist. Ganz offensichtlich waren sich die Kleriker dieser Zeit wohl bewusst: Wer nicht genießt, wird ungenießbar. Berücksichtigung solcher psychosomatischer Zusammenhänge lassen auch die Fischgerichte erahnen, beliebte Fastenspeisen, die wenig

Entbehrung abverlangten. Gut für die Ordensleute traf es sich auch, dass Benedikt per *regula* gestattet hatte, das »Fasten wenn nötig ausfallen« lassen zu können. Nun ist »nötig« eine Sache der Auslegung, was die Dehnbarkeit dieses Begriffs auf härteste Proben stellte. Im geistlichen Ringen um das rechte Maß der Askese zwischen Völlerei und lebensnotwendigem Minimum einigte man sich auf die Einsicht: »Eine endgültige Regel über das Fasten aufzustellen, ohne die Stärkeren zu zwingen, von ihrer Vervollkommung abzulassen und ohne die Schwachen zu nötigen, sich zu viel zuzumuten, ist schwer.« Fazit: So richtig gefastet wurde nur in Kriegs- und anderen Notzeiten sowie nach schlechten Ernten. Dann war tatsächlich Schmalhans Küchenmeister im Refektorium.

Zweifelsohne, Ausnahmen bestätigen die Regel. Einigen Orden wie den Zisterziensern und Kartäusern wäre Unrecht getan, denn sie hielten es sehr genau mit dem entbehrungsreichen Klosterleben – schließlich waren sie auch aus der Opposition gegen die Verwässerung der klösterlichen Ideale entstanden. Rechtes Fasten bedeutete für sie daher tatsächlich, sich mit Wasser, Brot und Salz zu begnügen. Viele Angehörige dieser Ordensgemeinschaften verzichteten auch außerhalb der Fastenzeit gänzlich auf gekochte Speisen.

Abt Bernhard von Clairvaux beispielsweise, der im 12. Jahrhundert einem französischen Zisterzienserkloster vorstand, war ein ganz hart gesottener Verfechter der Fastenkultur. Seinen Zeitgenossen galt er als unbeirrbarer Hungerkünstler, dessen verzweifelte Rufe zur Abkehr vom sündigen Schlemmen, »mehr als der Magen vertrage«, ungehört verhallten. Auch die Kartäuser pflegten die Passion des Verzichts, eine Neigung, die sich noch heute im kargen Leben dieses Ordens niederschlägt.

Der klösterliche Speisezettel

Die Kost in den Klöstern, vor allem der frühen Ordensgemeinschaften, war vorwiegend vegetarisch, und Gemüse, Salate und Kräuter dominierten den Speiseplan. Täglich gab es Vitamine, Mineralstoffe und andere wertvolle Pflanzenstoffe in Hülle und Fülle – das Ideal einer gesunden Ernährung, wie sie uns auch heute empfohlen wird und die sich seit langem bewährt. Schon Plinius rühmte die vegetarische Kost, weil sie »den Kopf nicht durch einen überladenen Magen beschwert«.

Zudem waren Gemüse, Kräuter und Obst kostengünstig. Denn »wer Gemüse hat, braucht nicht aus der Rauchkammer zu leben«, wie der Römer Cato bereits um die Zeitenwende seinen Zeitgenossen ans Herz legte. Gemüse- und Kräutergärten waren demgemäß die »zweite Speckseite«. Was die klostereigenen Gärten und Felder lieferten, wurde vielfach als Rohkost serviert, das half überdies noch Brennmaterial sparen. Aber auch gekocht: Zuzubereiten waren die Gemüsegerichte gemäß den Ordensvorschriften am besten mit Speck – bis auf die Fastenzeit versteht sich – sowie mit pflanzlichen Ölen, je nach Region verschieden.

Frisches Obst wurde meist als Nachtisch oder zum Abendessen gereicht, ebenso wie man abends vielfach rohe Kräuter und Salate, angemacht mit Essig und Öl, zum Brot aß. Welche Gemüsearten häufig auf die Teller kamen, lässt sich unter anderem aus dem *Hortulus* entnehmen: Walahfrid Strabo widmete seine Dichterfertigkeiten dem Rettich und Flaschenkürbis, den Melonen, dem Fenchel und dem Sellerie. Auch Kräuter wie Minze, Liebstöckel, Salbei und Kerbel wurden nicht nur zu Heilzwecken genutzt. An dieser Stelle passt das Flaschenkürbisrezept aus dem *Hortulus* gut, das noch weit über Walahfrids Zeiten hinaus beliebt war: »Getränket im Fett der dampfenden Pfanne, mögen fürwahr die wohlzubereitenden Stücke gar manchmal trefflich den Nachtisch versehen als süße Delikatesse.« Soll heißen: Den Kürbis schälen, von den Kernen befreien, in Scheiben oder Stücke schneiden, salzen und in der Pfanne in Öl anbraten. Mit Kräutern nach Belieben und Pfeffer gewürzt servieren.

Einen großen Stellenwert in der Klosterküche hatten auch die Zwiebel, die mit Karl dem Großen in Mitteleuropa Einzug hielt, und ebenso der Knoblauch.

Die allherbstlich die Klöster beglückende Früchteflut stellte eine willkommene Bereicherung des Speiseplans dar, bevor die kargen Wintermonate ins Haus standen. Sie bedeutete für Mönche und Nonnen allerdings auch ein Problem: All die vielen Beeren, Früchte wie auch Pilze mussten vor dem Verderben bewahrt werden, denn selbst bei vielen hungrigen Mündern blieb viel zu viel übrig. Aus der Not machten die Klosterleute eine Tugend und kochten die Früchte zu Marmeladen und Konfitüren ein: Dem Bestreben zur Rettung vor der Fäulnis entsprangen höchste Genüsse. Den gleichen Hintergrund hatte das Mosten – die Massen an Äpfeln und Birnen aus den klösterlichen Obsthainen wären anders nicht zu bewältigen gewesen. Apfelmost war zudem seines gesundheitlichen Wertes wegen hoch geschätzt und diente, ebenso wie Äpfel, mitunter sogar als Zahlungsmittel.

Was an Obst nicht eingekocht oder in den flüssigen Zustand überführt wurde, ließ man an der Luft trocknen. So hatte man des Winters die Möglichkeit, sich mittels Dörrobst die kalten Tage zu versüßen und zugleich mit Mineralstoffen und Spurenelementen zu versorgen. Das Trocknen an der Luft war schon damals ein nicht nur für Obst, sondern auch für Pilze verbreitetes Verfahren zur Haltbarmachung.

Nachfolgend ein paar Anregungen aus der vegetarischen Klosterküche:

Sauerampfersuppe

2 Handvoll Sauerampfer, 1 Zwiebel, fein gehackt, 2 Esslöffel Butter, 100 g Dinkelmehl, 1 1/4 l Fleischbrühe, 1 Messerspitze Muskat, Salz, Pfeffer, 125 g Sahne, 1 Eigelb

Die frischen Blätter des Sauerampfers klein hacken und zusammen mit der gehackten Zwiebel in Butter andünsten. Langsam das Dinkelmehl unterrühren und zu einer goldgelben Schwitze verarbeiten. Nach und nach Fleischbrühe angießen und etwa 15 Minuten bei geringer Hitze köcheln lassen.

Kastanienauflauf

250 g Kastanien, 1/4 l Milch, 1 Päckchen Vanillezucker, 30 g Butter, 45 g Zucker, 1/4 l süße Sahne oder Milch, 5 Eigelb, 5 Eiweiß, zu Eischnee geschlagen, 10 g Butter für die Form

Die Kastanien quer einschneiden, mit Wasser bedeckt aufsetzen, salzen, zum Kochen bringen und 10 Minuten kochen, abgießen und schälen; dabei auch das braune Häutchen abziehen. In der Milch ca. 40 Minuten weich kochen und durch ein Sieb drücken.

In einem Topf Milch oder Sahne mit Vanillezucker und Butter erhitzen. Den Kastanienbrei und den Zucker hinzufügen und zu einem dicken Mus kochen. Die Masse abkühlen lassen, nach und nach die Eigelbe zugießen. Den Eischnee unter die Kastanienmasse heben und alles in eine gefettete Auflaufform füllen. Bei mittlerer Hitze etwa 30 bis 35 Minuten backen.

Gefüllte Steinpilze
Schöne, gleichmäßig große Steinpilze putzen, den Stiel ausdrehen und die Hüte mit folgender Masse füllen: Eingeweichte Brötchen mit angedünsteter Zwiebel und Petersilie, fein gehackten Pilzstielen, Ei, Salz und Pfeffer gut vermengen. Die gefüllten Pilze in eine mit Butter gefettete Form geben, mit Zitronensaft beträufeln und im Rohr backen; mit Rahmsoße servieren.

»Brod ist gesunder Genuss, drum halt es nicht wenig im Werthe.«

Vor allem esse man weißes, gut gesäuertes Brot, nicht ungesäuertes; und gut gebacken soll es sein: denn wenn es nicht gut aufgegangen ist, liegt es schwer im Magen. Mischbrot aber ist freilich nahrhafter und sorgt für eine bessere Verdauung.
Aus dem Brief des Anthimus an Theuderich,
den König von Franken, 6. Jh.

Ungeachtet der Vielfalt an Gemüsen und Früchten war Brot Dreh- und Angelpunkt der klösterlichen Ernährung im Mittelalter. Man servierte es zu jeder Tageszeit, galt es doch »als gesunder Genuss«, wie die aus den salernitanischen Gesundheitsregeln zitierten Zeilen des Briefs an Theuderich besagen.

Dass den Ordensleuten ihr »täglich Brot gegeben« wurde, dafür trug die Bendiktinische Regel Sorge: »Ein reichlich bemessenes Pfund Brot genüge für den Tag, ob man nur eine Mahlzeit hält oder Mittag- und Abendessen einnimmt. Essen die Brüder auch am Abend, hebe der Cellerar ein Drittel dieses Pfundes auf, um es ihnen beim Abendtisch zu geben.«

Was Brot anging, waren die Ordensleute nicht nur reich bedacht, sondern auch mit großer Auswahl gesegnet. Grundsätzlich unterschied man zwei Qualitätskategorien: gewöhnliches Brot, »panis solitus« und das bessere Brot, »panis delicior«, das an Festtagen und bestimmten Fastentagen auf den Tisch kam. Über diese beiden Brotqualitäten hinaus gab es Backwerk in mannigfacher Ausführung – von salzig bis süß, hell bis dunkel, feinst gemahlen bis grob geschrotet. Umfangreich war die Bandbreite an Formen, in denen die Teige gebacken wurden. An dieser Stelle sei erwähnt, dass auch die Breze eine klösterliche Erfindung ist, und zwar eine mit bildhaftem Gehalt: Ihre charakteristische Form soll dem Vernehmen nach einen Mönch mit gekreuzten Armen darstellen.

Zum Nachbacken außerhalb der Klostermauern:

Klosterwecken

1 kg Weizenmehl, 500 g Roggenmehl, 500 g Roggenkleie, 40 g Hefe, 1 TL Salz, 1 TL Anis, 1 TL Kümmel

Mehl und Kleie mischen, Hefe und Salz zugeben, mit Anis und Kümmel würzen. Nach und nach so viel lauwarmes Wasser dazugießen, dass aus den Zutaten ein fester Teig geknetet werden kann. Aus dem Teig Wecken formen. Diese auf ein Brett legen und rund 90 Minuten gehen lassen. Danach alle Wecken mit lauwarmem Wasser bestreichen und kreuzweise einschneiden. Die Wecken bei 220 ° C 80 bis 90 Minuten backen. Aus dem Ofen nehmen, nochmals mit Wasser bestreichen und im Ofen trocknen lassen.

Wer meint, Süßes passe nicht so recht zum asketischen Klosterleben, irrt. Das Sortiment an süßen Backwaren, Mehlspeisen wie etwa Pfannkuchen und Aufläufe, Törtchen und Kuchen war gewaltig. Die Bezeichnungen so mancher der Naschwerke lassen ebenfalls nicht auf eine allzu große Abgewandtheit von den schönen Dingen des Lebens schließen – man denke beispielsweise an »Nonnenküsschen«. Der klösterlichen Neigung zum Süßen entsprangen neben Gebäck auch Pastillen in allen erdenklichen Geschmacksrichtungen, kandierte Früchte, Konfitüren, Gelees und Marmeladen.

Honigkekse

140 g Zucker, 2 Eier, 300 g Mehl, 1 EL flüssiger Honig, etwas Zimt und Nelken oder Zitronenöl, 5 g Backpulver

Eier und Zucker schaumig rühren, die übrigen Zutaten darunter mengen, auf ein bestrichenes Blech kleine Laibchen setzen und bei mäßiger Hitze backen. Nach Belieben vor dem Backen in Hagelzucker wenden.

Süßes Klosterbrot
500 g Butter, 1100 g Mehl, 140 g geschälte Mandeln, 100 g Zucker, 15 g Zimt, 30 g Zitronat, 2 Eier, 2 TL Rosenwasser, Mehl fürs Blech, 2 Eigelb, 2 EL Hagelzucker

Die Butter flüssig werden lassen, mit den anderen Zutaten mischen, mit Rosenwasser besprengen und zu einem Teig verarbeiten. Den Teig fingerdick auswalken, in viereckige Stückchen schneiden oder mit Blechformen ausstechen.

Die Teile auf ein mit Mehl bestreutes Blech legen, mit Eigelb bestreichen und im Ofen bei 210 bis 220 °C etwa 10 bis 15 Minuten backen.

»Auf das Fleisch vierfüßiger Tiere sollen alle verzichten«
Wortlaut des bereits vielfach zitierten Fleischverbots, von dem gemäß Benedikts Willen nur die »ganz schwachen Kranken« ausgenommen waren. Wie diese Zensur, außer durch Krankheit oder einen Schwächeanfall beim nächtlichen Chordienst, einfach und dabei nicht regelwidrig umgangen werden konnte, liegt nahe: Hühner, Enten und anderes gefiedertes Speisegetier bewegt sich auf zwei Füßen fort, und alles, was sich im feuchten Element an Essbarem tummelt, hat erst gar keine. Fische hatten dem zu Folge ihren festen und unverfänglichen Platz im klösterlichen Speiseplan: Viele Klöster unterhielten dafür eine eigene Fischzucht im klösterlichem Weiher. Daneben wurden auch ausstehende Zinsen und andere Abgaben oftmals mit Schuppentieren ausgeglichen, was die Klöster gerne entgegennahmen.

Der Genuss von Geflügel war ein heikleres Thema. Glücklicherweise fanden die geistlichen Meinungsbildner wie Hrabanus Maurus Argumente pro Huhn, Pute und Gans auf dem Refektoriumstisch in der Heiligen Schrift: Geflügel könne wie Fisch bewertet werden, da die Vögel am gleichen Tag geschaffen wurden. Gegen den Gänsebraten war also genau genommen nichts einzuwenden. Zumal, wie Hildegard von Bingen ihre Kollegen und Kolleginnen beruhigen konnte, »Geflügel nicht die Leidenschaften aufstachelt«. Im Gegensatz zum Fleisch, dem auch ein Nährwert für die leiblichen Begierden unterstellt wurde.

Eiweiß für die Geistlichkeit

Hoch im Kurs bei den Klosterleuten standen Eiweißlieferanten wie Eier und vor allem »formaticus«, der Käse, wie auch die Gesundheitsregeln von Salerno belegen: »Käse und Brod sind für den Gesunden die besten Gerichte. Nur unwissende Ärzte verwerfen als schädlich den Käse. Mit des Käses Genuss beschliesset mit Recht man die Mahlzeit. Wer der Natur Gesezze versteht, wird dieses bezeugen.« Außerdem stellte Käse eine willkommene, weil schmackhafte Konservierungsform von Milch dar – in Zeiten ohne Kühlschrank nicht zu unterschätzen.

Bereits im 9. Jahrhundert wird Käse urkundlich erwähnt: als Zinskäse in den Käseabgaben, welche die Bauern an die Klöster zu leisten hatten. In Käsewährung zu bezahlen, war damals nicht unüblich. Nicht nur im Lehnswesen, auch im sonstigen Zahlungsverkehr ersetzten die Milchprodukte häufig Taler und Silberlinge. In welchem Zustand allerdings sich ein über Wochen zu Zahlungszwecken im Beutel beförderter Käse befunden haben wird, davon mag sich der Leser selbst ein Bild machen.

Zurück zum Tisch. Nicht im Zutatenreigen vergessen werden dürfen die Eier, aus denen die Klosterköche die schmackhaftesten Kreationen zu zaubern verstanden. Etwa duftig lockere Omelettes, nach Belieben mit Gemüsen oder Obst gefüllt – was der Klostergarten je nach Jahreszeit gerade lieferte.

Schaumomeletten, ausreichend für vier Portionen:

150 g Mehl, 4 Eier, 1/5 l süße Sahne oder Milch, Salz, etwas Zucker, Zitronensaft, Fett, Marmelade

Das Mehl mit der Sahne oder der Milch verrühren, das Eigelb, Zucker, Salz und Zitronensaft dazugeben. In einer Pfanne das Fett erwärmen und so viel Teig hineingeben, dass der Boden bedeckt ist. Dann ins vorgeheizte Rohr zum Aufgehen schieben, wenden, mit Marmelade bestreichen, den gezuckerten steifen Eischnee daraufgeben, nochmals im Rohr kurz überbacken, halb zusammenschlagen und umgehend servieren.

Beides, Käse wie Eier, waren auch die Hauptzutaten der Pitanzen – der klösterlichen Snacks, die als Eiweißlieferanten zusätzlich zu den Hauptmahlzeiten sowie zwischendurch gereicht wurden. Für den kleinen Hunger allerdings waren diese, zumindest für heutige Verhältnisse, recht großzügig bemessen: Eine Pitanz bestand aus der beachtlichen Portion von fünf Eiern nebst verschiedenen Käsesorten. Jedenfalls erklärt sich daraus, dass Pitanzen als »Aufbaunahrung« für Genesende sowie für zur Ader Gelassene dienten.

Sündige »Aromata«

Salbey, Salz, Wein, Pfeffer, Knoblauch und Petersilien; dieses gibt dir Gewürz, es sey die Mischung nur richtig.
Aus dem *Regimen sanitatis salernitanum*

Gewürze waren im Mittelalter, nicht nur von der Geistlichkeit, hoch geschätzt. Man liebte scharfe Speisen und führte das zu deren Herstellung Benötigte auch von weither, überwiegend aus dem Orient, ein. Ungeachtet der großen Beliebtheit wurde der klösterliche Gebrauch von Gewürzen kontrovers diskutiert: Dem Willen der Vorsteher der Zisterzienserklöster nach sollte man sich auf Salz und einheimische Küchenkräuter beschränken. Teure Spezereien, zumal aus den Gefilden der Ungläubigen importiert, waren tabu.

Einzig Salz war auch den strengen Gewürzgegnern unerlässlich, da es nicht nur Geschmack verlieh, sondern, wichtiger noch, Speisen haltbar machte und überdies so manchen vor einem verdorbenen Magen oder Schlimmerem bewahrte: »Salz benimmt das Gift und macht schmackhaft, was ohne Geschmack ist.« Gleiches gilt nach den Gesundheitsregeln aus Salerno auch für Senf: »Gifte vertilgt er, reinigt das Haupt«, reizt allerdings auch »zu Thränen«. Weshalb scharfe und pikante Gewürze so vielen Klerikern ein Dorn im Auge waren, lag außer an teuren Beschaffungskosten an deren aphrodisierenden Wirkungen. Chili, Pfeffer, Ingwer und andere Scharfmacher bargen die Gefahr in sich, das »innere Feuer« anzuheizen und so auch die Lieheslust zu entfachen. Im ausgehenden Mittelalter setzte der immer mächtiger werdende Klerus der bis dato gepflegten würzigen Freizügigkeit ein Ende: Als »recht erregend für die Sinneslust und demgemäß schädlich« standen die scharfen Würzmittel auf dem Index. Von den Kanzeln herab genehmigt waren lediglich Salz, Zucker, Senf und Essig, vor allem ihrer konservierenden, und Gartenkräuter ihrer heilenden Eigenschaften wegen. Noch in einem Kräuterbuch aus dem Jahre 1843 ist zu lesen, dass Gewürze »die Geschlechtslust reizen und dadurch häufig Anlass geben zur Onanie, zu Ausschweifungen im Geschlechtsgenuss und die Selbstbeherrschung schwächen«. So war all jenen, die im Zölibat lebten, scharfes Würzen untersagt, denn schließlich wurde ihnen das Höchstmaß an Enthaltsamkeit abverlangt.

Ganz unverfänglich sind *Salbeiküchlein*:
10 g Schmalz, 3 EL Mehl, Salz, 2–3 EL Wasser, 3 Eiweiß, 2 Eier, ca. 10 g frische Salbeiblätter, Schmalz zum Ausbacken

Schmalz erhitzen und mit Mehl eine helle Mehlschwitze zubereiten. In einer tiefen Schüssel mit Salz und Wasser zu einem dicken Teig verrühren. Abwechselnd Eiweiß und Eier unterschlagen. Die Salbeiblätter in den Teig tunken, abtropfen lassen und in sehr heißem Schmalz ausbacken.

»Süßer als Honig ...«

Der Bienensaft und dessen Gewinnung ist aus der klösterlichen Kultur ebenso wenig wegzudenken wie die Psalmen, in denen er an vielen Stellen synonym für das Wort Gottes steht: »Die Urteile des Herrn sind wahr. Sie sind süßer als Honig, als Honig in Waben.«

Das Produkt emsigen Bienenfleißes diente nicht nur dazu, das klösterliche Leben zu versüßen, sondern auch der Haltbarmachung von Medikamenten ebenso wie als umfassend wirksame Arznei. Bereits der römische Heilkundige Plinius der Ältere (23–79 n. Chr.) empfahl seinen täglichen Genuss zur Gewährleistung eines langen und gesunden Lebens, denn für ihn war Honig eine »Himmelsmedizin für Augen, Geschwüre und Eingeweide«. Und so spielte der Honig angesichts seiner zahlreichen wertvollen Inhaltsstoffe auch in der Klostermedizin eine große Rolle: unter anderem als kräftigendes und konzentrationsförderndes Tonikum, zur Stärkung der Abwehrkräfte, gegen Erkältungen und Schlafstörungen sowie zur Wundbehandlung. Angesichts seiner heute bekannten bakterienhemmenden Inhaltsstoffe, den Inhibinen, ist letztere – seit den alten Ägyptern bekannte – Anwendung des Honigs durchaus nachvollziehbar.

Nicht wenige Klöster hatten sich regelrecht auf die Imkerei

spezialisiert und boten den besten Bienensaft weit und breit an. Daran hat sich bis heute nicht viel geändert – Honig aus klostereigener Herstellung ist meist eine echte Delikatesse. Im Anhang finden sich Bezugsquellen für süße Kostbarkeiten wie etwa Lavendelhonig.

Honig wird traditionell auch zur *Herstellung von Met* verwendet. Hier ein Rezept für dessen Zubereitung:
1 kg Honig, 1/2 l Wasser, 1 Handvoll Hopfen, je 1 Messerspitze Zimt und Nelken

Honig mit Wasser zum Kochen bringen, mit dem Hopfen 20 Minuten kochen, über Nacht stehenlassen und einen Tag auf die Heizung oder an die Sonne stellen. Das Getränk würzen und durch ein Tuch filtrieren.

»Die Gesundheit beruht auf der Verträglichkeit der Speisen ...«

> *Die Gesundheit der Menschen beruht in erster Linie auf der Verträglichkeit der Speisen. Werden sie nicht richtig gesotten, beschweren sie Magen und Unterleib; auch erzeugen sie dann unverdaute Säfte. Sind die Speisen hingegen richtig zubereitet, erfolgt ihre Verteilung gut und angenehm und die guten Säfte werden dadurch vermehrt; hierauf beruht nämlich vor allem die Gesundheit. Wer in dieser Weise auf sich achtet, braucht sonst keine Heilmittel.*
>
> Anthimus an Theuderich, aus dem *Lorscher Arzneibuch*

Die klösterliche Küche – in ihrem von Benedikt geforderten Ideal – entpuppt sich bei genauerer Betrachtung als eine gesunde Ernährungsform, die heutigen medizinischen Forderungen sehr nahe kommt. Getreidebrei beispielsweise, mit Milch gelöffelt und verfeinert mit Früchten, Rosinen und Nüssen, gab es tagtäglich zur morgendlichen Vesper. Heute bekannt als Müsli und ganz im Sinn der Erkenntnisse der Ernährungsphysiologie ein guter Start in den Tag.

Dass die Ernährungsgepflogenheiten bereits in karolingischen Zeiten von Gesundheitsbewusstsein geprägt waren, bestätigt sich auch bei der Lektüre des Schreibens eines gewissen Anthimus an Theuderich, den König der Franken, über gute Ernährung: »Welche Grundsätze Eure Hoheit beachten sollen, habe ich – so gut ich konnte – mich bemüht, zu Eurem Nutzen allgemein darzustellen, indem ich den Vorschriften der ärztlichen Fachleute folgte.«

So riet Anthimus zu beachten, dass »Rindfleisch für die Menschen äußerst ungesund ist, weil es die Schwarze Galle nährt«. Hammel- wie auch Lammfleisch empfahl er dagegen als »bekömmlich in jeder Zubereitung«. Wild-, Hirsch-, Reh- und Hasenfleisch sollte stets nur von jungen Tieren stammen und möglichst gesotten werden. Was das Hausschwein anbetrifft, so war dieses am besten »gesotten und gebraten«, zudem sollte es sehr frisch sein, denn »desto besser, leichter und bekömmlicher erweist es sich«. Von Innereien wie Niere und Leber, einerlei von welchem Tier diese stammen, riet Anthimus, sich fern zu halten. Das Gleiche galt für eingesalzenes Fleisch. »Wenn nicht die Not gebietet, solches zu essen«, waren die Finger davon zu lassen.

Sehr am Herzen lag dem mittelalterlichen Ernährungsspezialisten der Speck, und zwar im rohen Zustand. Vielleicht einfach deshalb, weil, wie er wusste, die »Franken eine außergewöhnliche Vorliebe für denselben haben«. Wie auch immer, Anthimus fragte sich, »wer ihnen ein solches Heilmittel gezeigt hat, so dass sie keine anderen brauchen«. Denn roher Speck verschaffe ihnen »anstelle von Arzneien großes Wohlbehagen« und mache sie »gesünder als andere Völker«. Anthimus führt auch ein Anwendungsbeispiel an, »damit man glaubt, was wir gesagt haben: Beständig aufgelegter fetter Speck reinigt Wunden, beseitigt die Fäulnis und heilt«.

»In Bezug auf die Vögel«, so Anthimus, sei »Folgendes festzuhalten«: Vom Fasan, Huhn und von Gänsen empfiehlt er Brust und Flügel, denn sie »nähren recht gute Säfte und gutes Blut«. Weitere »zuträgliche« Flugtiere, in unseren Tagen freilich kaum serviert, sind laut Anthimus Pfauen, Rebhühner – besonders für jene, die an Durchfall leiden –, Sperlinge, die an Hauswänden nisten, Gartengrasmücken, Enten und alle Sumpfvögel sowie Strauße. Die Zeiten erhöhter Cholesterinspiegel lagen noch in weiter Ferne, denn nach Anthimus' Worten kann man »Hühnereier essen, so viel man will, sie sind für Gesunde verträglicher als eine andere Speise«. Jedoch sollten Eier »schlürfbar« und mit ein wenig Salz genossen werden.

Von den »Fischen, die in den hiesigen Gewässern vorkommen«,

riet er besonders zu Forelle, Barsch und Hecht, Plattfisch und Seezunge. Lachs dagegen belaste den Magen, erst recht, sofern gesalzen. Jede Art von Fisch, so legte Anthimus dem Frankenkönig zudem und zu Recht ans Herz, »soll frisch gegessen werden, denn wenn Fische bereits stinken, können sie schweren Schaden anrichten«. Desgleichen Austern: »Wer Austern isst, die schon übel riechen, braucht kein anderes Gift mehr« – eine zeitlos gültige Erkenntnis.

Anthimus ließ auch die Vegetarier an Theuderichs Tafel nicht im Stich. An Gemüsen empfahl er Mangold und Lauch, Kohl, Endivie, Steckrüben, Pastinak und ganz besonders den Spargel. Dessen Kochwasser sollte Fenchelwurzel, Koriander oder Minze beigefügt und schließlich mit Wein getrunken werden. »Gut zu essen« seien außerdem Reis, Erbsen, Linsen, Kichererbsen, Gurkensamen, Rettiche und Knoblauch. Kürbisse aber »verzehre man nur selten«, ebenso wie man nie rohe Hülsenfrüchte essen solle, da sie »aufs Schwerste schaden«.

Bei Obst riet Anthimus, vor allem zu Quitten und voll ausgereiften süßen Birnen und Äpfeln, nie zu sauren zu greifen. Auch süße Pflaumen, Pfirsiche, Kirschen, Feigen, Datteln, Maul- und Brombeeren empfahl er dem Frankenkönig. Stets jedoch sei darauf zu achten, nur am Baum voll ausgereifte Früchte zu verspeisen. Denn, so Anthimus, wird Obst »unreif gepflückt und ist nach einigen Tagen weich geworden, betrachten wir das als Fäulnis, nicht als Reife«. Ein Aspekt mittelalterlichen Ernährungsbewusstseins, der angesichts heute vielfach unreif geernteter Früchte zu denken geben sollte.

Bei den Nüssen solle man Mandeln und Pistazien den Vorzug geben. Im Zusammenhang mit Obst gab Anthimus seinen Zeitgenossen auch ein Heilrezept gegen Katarrh mit auf den Weg: »Man kaut getrocknete Feigen längere Zeit im Mund; auch bei rauem Hals oder bei Heiserkeit tut man gut daran, sie zu essen.«

Was Milch anbetrifft, so war diese laut Anthimus mit Honig, Wein oder Met gemischt zu genießen. Falls keines dieser Getränke zur Hand war, so der uns heute seltsam scheinende Rat, »gebe man wenig Salz an die Milch. Wenn man sie pur zu sich nimmt, gerinnt s ie in der Leber und im Magen und pflegt schwer zu schaden. Auch Oxygala – Sauermilch – ist gesunden Menschen zuträglich, weil sie im Darm nicht gerinnt«. Käse empfiehlt Anthimus frisch und ungesalzen, wer dagegen gebratenen oder gekochten Käse isst, braucht seinen Worten nach »kein anderes Gift mehr, weil reine Steine daraus entstehen«.

Wirtschaftsbetrieb Kloster

Wenn nun tief in den Leib dieser Frucht eindringet das Messer, locket es reichliche Bächlein hervor, und es schwimmen im Safte massenhaft Samen. Zerteilt man das hohle Gehäuse von Hand in zahlreiche Stückchen, so freut sich der Gastfreund bei Tische des guten Leckerbissens der Gärten.
Über die Melonen, aus dem *Hortulus*

Nahezu alle in der Klosterküche verwendeten Zutaten entstammten klostereigener Landwirtschaft. Schließlich sollten die Klosterleute nach dem Willen Benedikts selbst für ihren Unterhalt sorgen. Diese Weisung wurde jedoch nur von den frühen Orden streng befolgt. In späteren Jahrhunderten übertrugen die Klöster vor allem die schweren Arbeiten auf dem Feld und in der Scheune den Laienbrüdern und Bauern. Den Ordensmitgliedern selbst wurde nur leichte Arbeit in Garten und Werkstatt innerhalb der klösterlichen Mauern zugemutet – gerade so viel, wie neben Andachten, Singen und anderen Aufgaben des geistlichen Alltags zu schaffen war.

Um den Bedarf an Nahrungsmitteln und anderen Gütern sicherzustellen, waren den meisten Klöstern umfangreiche Wirtschaftsbetriebe angegliedert: zum einen der »Meierhof«, die Zentrale des landwirtschaftlichen Betriebs, zum anderen die im weiteren Umland verstreuten »Schwaigen«, Zweigstellen, die dem Meierhof zuarbeiteten. Dazu addierten sich kleine handwerkliche Betriebe rund um das Kloster, in denen allerlei Erzeugnisse für den täglichen klösterlichen Bedarf gefertigt wurden. Nicht zu vergessen Fischteiche, Bienenstöcke und Weinberge – keine Abtei, sofern es sich nicht um eine sehr kleine handelte, verzichtete darauf. Eine weitere einträgliche Unternehmung, denn die Klöster produzierten nicht nur für den Eigengebrauch, war die klostereigene Brauerei; dazu später mehr.

Alle Fäden der Wirtschaftsunternehmung Kloster und damit auch der Beschaffung der Nahrungsmittel liefen beim Cellerar zusammen, dem Verwalter: Ihm unterstanden unter anderem der Granatarius, der das Getreide verwaltete und der dem Refectorarius, dem Küchenmeister, das gebackene Brot aushändigte. Dem Küchenmeister, in der Regel ein weltlicher Bediensteter, oblag der Einkauf all jener Nahrungsmittel, die das Kloster nicht selbst produzierte.

Auch der Custos vini, der Kellermeister, sowie der Gärtner unterlagen den Weisungen des Verwalters. Gingen einmal die Vorräte der im Kloster produzierten Lebensmittel zur Neige, musste sich der Verwalter an den Kämmerer wenden, auf dass dieser das nötige Bare für den Nachschub aushändigte.

Ihre hauseigene Produktion machte die Klöster nicht nur autark, sondern ermöglichte ihnen auch einen schwunghaften Handel mit den Erzeugnissen der klösterlichen Betriebe: Was der Eigenbedarf übrig gelassen hatte, ging an die Weltlichen im Umland und füllte die Kasse des Kämmerers.

All diese Entwicklungen ahnte Benedikt bei der Niederschrift seiner *Regula* sicherlich nicht voraus. Wohl auch nicht, dass die Klöster einst zu wichtigen Zentren der Landwirtschaft, des Weinbaus und Brauereiwesens geraten würden, an denen diese Disziplinen teilweise bis heute gelehrt werden. So wie beispielsweise in dem nahe München gelegenen Benediktinerkloster Weihenstephan, in dem heute die Technische Universität der Stadt ihre Fakultäten für Landwirtschaft, Gartenbau und Brauereiwesen untergebracht hat.

Klösterlicher Weinbau

Wo aber der Wein fehlt, stirbt der Reiz des Lebens.
Euripides, griechischer Tragiker, 484–406 v. Chr.

Der Weinstock und viel mehr noch der aus seinen Früchten gewonnene Saft sind aus der Kulturgeschichte des Menschen nicht wegzudenken. Bei antiken Festen und von den Opfersteinen vieler alter Kulturen floss der Wein in Strömen. Im christlichen Abendland wird er als messianisches Sinnbild des ewigen Lebens bis heute beim Abendmahl symbolisch als Blut Christi getrunken.

Im Land am Nil, Wiege der menschlichen Kultur und demgemäß des Weinbaus, wurde Wein als lebenserhaltendes Getränk zu allen Gelegenheiten serviert. Ein weinseliger Zustand galt dazumal, wie aus altägyptischen Trinksprüchen hervorgeht, als durchaus erstrebenswert: »Trinke und sei nicht verdrießlich. Trinke bis zur Trunkenheit. Berausche dich Tag und Nacht und höre nicht auf. Sei froh ohne Kummer.« Der Rebstock selbst galt den alten Äygptern als ein Geschenk von Osiris, dem höchsten Gott im Pantheon der Pharaonen, zuständig für Fruchtbarkeit wie auch für die Toten, und kraft dessen Garant für ein ewiges Leben im Jenseits.

Die antiken Hellenen erkoren ihren Dionysos – dem Rausch, so will es die griechische Mythologie, sehr geneigt – als Verantwortlichen für die irdische Weinkultur: Er nämlich soll die ersten Rebstöcke gepflanzt haben, womit er nicht nur den Sterblichen, sondern auch sich selbst eine Menge Gutes tat. Denn zu seinen Ehren wurden quer durch die Antike orgiastische, über Tage währende Bacchanale veranstaltet.

Außer in religiösen stand Wein von Anbeginn seiner Geschichte an auch in vergleichsweise bodenständigen Diensten: als Aphrodisiakum. Eine einigermaßen pikante Begebenheit in diesem Zusammenhang ist uns ausgerechnet aus dem Alten Testament überliefert. Niedergelegt im ersten Buch Mose, Kapitel 19, Verse 31–36, handelt sie von Lot und seinen beiden Töchtern, die – mildernde Umstände – ihren Vater in Ermangelung anderer Gelegenheiten mittels Wein zum Inzest verführen: »Da sprach die Ältere zu der Jüngeren: Unser Vater ist alt, und kein Mann ist mehr im Lande, der zu uns eingehen könnte nach aller Welt Weise. So komm, lass unserm Vater Wein zu trinken geben und uns zu ihm legen, dass wir uns Nachkommen schaffen von unserm Vater.« Gesagt, getan: »Da gaben sie ihrem Vater Wein zu trinken in derselben Nacht. Und die Erste ging hinein und legte sich zu ihrem Vater; und er ward's nicht gewahr, als sie sich legte noch als sie aufstand.« Nicht ohne Erfolg: »So wurden die beiden Töchter Lots schwanger von ihrem Vater.«

Zum vinologischen Triumvirat gehörte neben Anbetung und Verführung stets auch die Heilung: Wein diente allen Medizinsystemen in den Kulturen seines Verbreitungsgebiets als umfassend wirksame

Arznei. Der Rebensaft war sowohl als Heilmittel für sich wie auch als Lösungsmittel für andere Arzneien unerlässlich in der Medizin: »Wein und Honig gelten als das Beste für den Menschen, wenn sie, gemäß ihrer Natur, den Gesunden und Kranken unter Beobachtung der richtigen Zeit und Stärke gegeben werden. Sie sind zu empfehlen, sowohl jeder für sich, als auch gemischt.«

Letzterer Satz beinhaltet bereits die Anweisung zur Bereitung der Medizinalweine, für die Wein mit Honig und vielen verschiedenen Heilkräutern versetzt wurde, und die über Jahrhunderte hinweg aus dem Therapiekanon der Ärzte nicht wegzudenken waren. In Dioskurides' *De materia medica* wie auch bei Plinius und seiner *Naturalis historia* finden sich Hunderte von Rezepturen für diese Weinzubereitungen; daneben auch Heilmittel, die nicht aus den Früchten des Weinstocks, sondern aus seinen Blättern und Ranken herzustellen waren.

Wein war zu allen Zeiten auch ein Heilmittel für die Psyche. Eines, wie Ovid (43 v. Chr.– 18 n. Chr.) in seiner *Ars amatoria* (I, 237 f) vermerkte, das den »Geist erhöht« und von dem ein »voller Pokal die Sorgen dahinschwinden lässt«. Vergleichbares notierte Galen (129 – 199) über des Rebensafts mentale Kräfte: »Wein lässt uns wieder jung werden und das Herzeleid vergessen und macht das verhärtete Gemüt wieder weich wie Eisen, das man ins Feuer gelegt hat, damit es wieder geschmeidig und bildsam werde.«

Jahrhundertealte Winzertradition

Zwar lesen wir, Wein passe überhaupt nicht für Mönche. Aber weil sich die Mönche heutzutage davon nicht überzeugen lassen, sollten wir uns wenigstens darauf einigen, nicht bis zum Übermaß zu trinken, sondern weniger. Denn der Wein bringt sogar die Weisen zu Fall.

Aus der *Benediktusregel*, Kap. 40, »Das Maß des Getränkes«

Wenn auch die Klöster über die Jahrhunderte hinweg, viele sind es bis heute, Meister des Weinbaus waren, ist dieser – so viel gleich vorneweg – keine klösterliche Erfindung. Die Geschichte der Winzerkunst reicht vielmehr wesentlich weiter zurück: rund 5000 Jahre vor die Zeitenwende ins »Zweistromland«, dem heutigen Irak, Iran und Syrien.

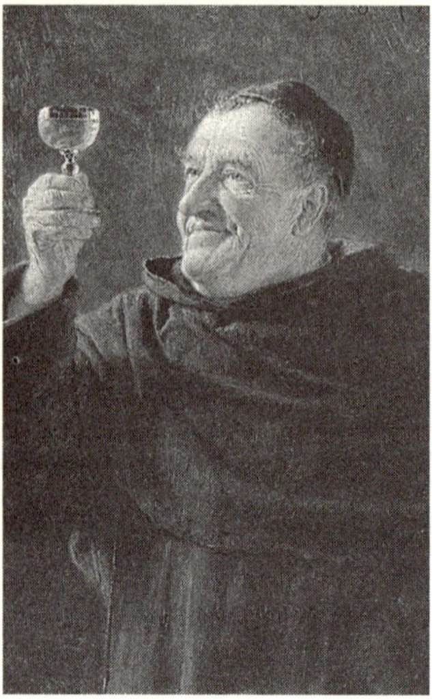

Eduard Grützner: Ein guter Tropfen

Im vierten vorchristlichen Jahrtausend wurde die Weinrebe, nebenbei bemerkt die erste Pflanze, die der Mensch in Gartenkultur anbaute, aus Mesopotamien nach Ägypten eingeführt. Bereits um 2700 v. Chr. gehörten Weinbau und Keltern zu den einträglichsten Wirtschaftszweigen im Land am Nil. Bei Grabungen im Niltal sind wiederholt Weinkrüge mit wie heute üblichen Angaben zu Jahrgang, Anbaugebiet, Qualität und betreffendem Winzer entdeckt worden. Dies lässt darauf schließen, dass die alten Ägypter mit ihrem Wein sicherlich auch Handel betrieben haben.

Jahrtausende später, genauer um die Mitte des dritten Jahrhunderts nach der Zeitenwende, gelangte mit den Römern unter Kaiser Marcus Aurelius Probus die Kunst der Kelterei schließlich in die Regionen nördlich der Alpen. Der römische Imperator ließ unter anderem die Wildreben an der Donau durch eine Weinkulturlandschaft ersetzen und legte damit den »Grundweinstock« des österreichischen Weinbaus.

Die über viele Generationen hinweg niedergelegten Erfahrungen mit dem Weinbau wurden von den Klöstern, wie so viele andere antike Wissensinhalte auch, sorgsam gehütet. Nach und nach wurden die bewährten Kellereitechniken von einst zu immer größerer Vervollkommnung geführt: Im Umgang mit Rebstock und Traube entwickelten die klösterlichen Kellermeister ein stetig wachsendes Geschick. Bereits im Jahr 360 erlangte der Rotwein aus der Benediktinerabtei im französischen Liguge über die Grenzen des Landes reichende Berühmtheit, die sich bis heute erhalten hat. Auch manche andere gute Tropfen entstammen klösterlicher Vinifizierungskunst: Den Frascati verdanken wir den Benediktinern, den Burgunder wiederum den Cluniazensern.

In Frankreich, bis heute und trotz italienischer Konkurrenz weltweit erste Adresse für Weine von Spitzenformat, standen bis zur Revolution die besten und größten Weinberge im Besitz von Klöstern. Von diesen Eigentumsverhältnissen legen viele Namen von Weinen, nicht nur bei unseren französischen Nachbarn, sondern auch hierzulande, in Italien oder auch in Österreich bis heute Zeugnis ab. Jenseits des Atlantik, wie beispielsweise in den Vereinigten Staaten und in Chile, geht der Weinbau tatsächlich ausschließlich auf klösterliche Ursprünge zurück: Er wurde von französischen Franziskanermönchen im 18. Jahrhundert eingeführt, die im kalifornischen Napa Valley die ersten Weinberge anlegten.

Die Weinpassion des Mittelalters

Wie Lebenswasser ist der Wein für den Menschen, wenn er ihn maßvoll trinkt.
Altes Testament, Sirach, Kapitel 31, Vers 27

Zurück zu den mittelalterlichen Vinologen und deren Kreationen in den klösterlichen Kellern. Wer zu Zeiten Karls des Großen und in den darauf folgenden Jahrhunderten Kellermeister war, hatte eine bedeutende Aufgabe und einen entsprechenden gesellschaftlichen Status. Denn ungeachtet seiner Beliebtheit im Altertum war das Mittelalter die hohe Zeit des Weins: Der Weinkonsum dieser Epoche stellte alles davor und danach in den Schatten. Nie war der Wein als landwirtschaftliche Nutzpflanze so weit über ganz Europa verbreitet, und nie fand er so universale Verwendung wie in diesen Jahrhunderten. Das Hauptverdienst an dieser Entwicklung kommt den Klöstern zu. Der Weinbau gehört zu den größten Kulturleistungen des europäischen Mönchtums und zu den nicht unangenehmen Folgen der starken Ausdehnung des christlichen Kulturraumes. Obwohl das Bierbrauen meist mit Kloster in Zusammenhang gebracht wird, hat der Weinbau eine wesentlich längere klösterliche Tradition. Wein spielte im Mönchtum stets eine wichtigere Rolle als das Bier: Letzteres trank man, wenn Wein fehlte.

Die enorme Nachfrage, sowohl innerhalb wie außerhalb der Klostermauern, stellte den mittelalterlichen Custos vini allerdings vor ein Problem: die Gärung. Sie ist die heikelste Phase der Weinbereitung, denn in dieser reagiert der Rebensaft sehr empfindlich auf äußere Einflüsse und erfordert sorgsame Pflege – und das dauert. Um die vielen geistlichen und weltlichen Kehlen nicht austrocknen zu lassen, blieb nichts anderes übrig, als die Gärung zu beschleunigen. Dazu setzte man dem Wein Wärme oder Hefe zu, was den Gärprozess von 6 bis 12 Wochen im besten Fall auf 3 bis 4 Tage verkürzte. Dieses Verfahren, »Nötigung des Weines« genannt, war bereits im Mittelalter gang und gäbe – wenn auch damals schon heftig umstritten und häufiger Anlass juristischer Auseinandersetzungen. Denn durch die verkürzte und meist nicht ausreichende Gärung bleiben Hefeteilchen zurück, die den Wein trüben – und mit ihm den Genuss. Schon die Bibel nennt den mit Hefe angereicherten einen »Wein für die Gottlosen«, während der geklärte Wein dem auserlesenen Volk bestimmt ist. Diese Qualitätsminderung nahm man jedoch in Kauf, wollte man doch Fässer und Krüge stets gut gefüllt. Dies stand auch im ureigensten Interesse des Klerus, denn schließlich mochten die Äbte ihren Befohlenen, wie auch sich selbst, nicht allzu gerne jene Zeilen aus Benedikts Regel ins Gedächtnis rufen, die da lauten: »Wo aber ungünstige Ortsverhältnisse es mit sich bringen, dass nicht einmal das angegebene Maß, sondern viel weniger oder überhaupt nichts zu bekommen ist, sollen die Brüder Gott preisen und nicht murren.«

Das vor den Toren Wiens liegende Augustinerchorherrenstift Klosterneuburg handelte sich in dieser Hinsicht besondere Verdienste und den Beinamen »Zum rinnenden Zapfen« ein: Die Kellermeister des 1114 gegründeten Stifts trugen über Jahrhunderte hinweg emsige Sorge dafür, dass ihre Mitbrüder und Gäste im wahrsten Sinn nie auf dem Trockenen sitzen mussten. Diese schöne Tradition wurde über neun Jahrhunderte hinweg gepflegt: Klosterneuburg, die »Wiege des österreichischen Weinbaus«, gehört heute mit über hundert Hektar Rebfläche zu den größten und angesichts seiner herausragenden Erzeugnisse zu den renommiertesten Weingütern Österreichs. Auch in didaktischer Hinsicht hat sich Klosterneuburg einen Namen gemacht: 1860 wurde hinter seinen Mauern auf Veranlassung der Augustinerchorherren die erste Weinbauschule der Welt gegründet.

Ein anderes Exempel dafür, wie hundertjährige Weinbautradition mit heutigen Techniken der Vinifikation zu Spitzenqualität verschmilzt, ist das in Südtirol nahe Brixen gelegene Augustinerchorherrenstift Kloster Neustift. Die zur Wirtschaft des 1142 gegründeten Stifts gehörigen Lagen bilden das nördlichste Weinbaugebiet südlich der Alpen: Seit Jahrhunderten gedeihen hier vor allem weiße Trauben, die in der Stiftskellerei zu ausgezeichneten Weißweinen reifen. Aus dem ebenfalls zum Kloster Neustift gehörenden Weingut Marklhof bei Girlan an der Südtiroler Weinstraße stammen hochwertige Rotweine wie Kalterer See, Edelvernatsch und Blauburgunder sowie der Rosenmuskateller, ein Dessertwein vom Feinsten. Ein vollmundiger Lagrein gedeiht in einem dritten Neustiftlichen Weingut nahe Bozen.

Weitere empfehlenswerte Adressen, sich beste Ergebnisse klösterlichen Weinbaus auf der Zunge zergehen zu lassen, sind das Benediktinerkloster Eibingen im Rheingau, das Zisterzienserkloster Notre Dame des Neiges im südfranzösischen Ardèche oder das Monasterio de la Oliva in Navarra – die spanischen Zisterzienser stehen ihren französischen Ordensbrüdern in keinster Weise nach.

Medizin für Körper und Seele

Trinke nicht mehr nur Wasser, sondern brauche ein wenig Wein
um deines Magens willen, und weil du oft krank bist.
1. Timotheus, Kapitel 5, Vers 23

Angesichts der umfassenden Bedeutung von Wein im Therapiekanon der Klosterärzte kann man durchaus von einer »klösterlichen Weinmedizin« sprechen. Denn obwohl auch in den Meierhöfen Karls des Großen Weine mit aromatischen Zusätzen hergestellt wurden, waren es vor allem die mittelalterlichen Klöster, die Würz- und Kräuterweine vielfältig gebrauchten: in einer breiten Palette an unterschiedlichsten Kompositionen und gegen mannigfache Beschwerden.

Zur Ausübung der Weinmedizin war das Mönchtum schließlich auch ausdrücklich autorisiert, wie aus dem 1. Brief des Timotheus an Paulus hervorgeht. Somit hatte man nicht nur eine Rechtfertigung, sondern geradezu den Auftrag zur Anwendung von Wein für heilende Zwecke.

Der erste Beleg für den Genuss von Würz- und Kräuterweinen im Mittelalter ist uns durch Gregor von Tours aus dem sechsten Jahrhundert überliefert. Der durch die Wahl der Beigaben erzielte Geschmack hing im Wesentlichen von der gerade aktuellen Vorliebe für bestimmte Gewürze ab. Zu Zeiten Gregors waren seinen Berichten zufolge Wermut und Honig en vogue.

Besonders Hildegard von Bingen lag der Wein sehr am Herzen, »denn der Wein heilt und erfreut den Menschen mit seiner gesunden Wärme und seiner großen Kraft, und verleiht dem Blut die Glut des Lustverlangens«. Entsprechend finden sich bei ihr Dutzende von Rezepturen, nach denen Heilkräuter in Wein zu kochen und dieser mit Honig zu versetzen sei, um schließlich als Arznei eingenommen zu werden. Der Äbtissin galt der Rebensaft als »Motor im Säftekreislauf«, in dem »Tod und Leben zugleich« sind.

Hildegard wie auch andere Klostermediziner verwandten den Wein überwiegend zur Behandlung innerer Erkrankungen und psychischer Beschwerden wie depressiven Verstimmungen und Schlafstörungen. Darüber hinaus auch zur Wunddesinfektion und Schmerzlinderung und natürlich als stärkendes Getränk. Vinologische Behandlung wurde sowohl ambulanten wie stationären Patienten zuteil: In den klösterlichen Spitälern war der Wein unerlässlicher Heiltrank, zur Linderung von Beschwerden wie auch zum Trost all jener, die an unheilbaren Krankheiten wie Lepra litten und dem Tod entgegensiechten. Von den heilsamen und tröstenden Wirkungen des Weins profitierten aber auch Ärzte und Krankenpfleger.

Holde Weinseligkeit wurde zu keiner Zeit nur den Kranken zugebilligt, auch den Gesunden war ihre tägliche Hemina, ein Viertelliter, gestattet – wobei es meist nicht nur bei einer blieb.

Schließlich galt, wie die im 12. Jahrhundert verfasste klösterliche Streitschrift *Antibernardus* ihren Lesern ans Herz legte, Wein pur oder mit Kräutern gewürzt, als »für den Magen sehr gesund«; der Bezug zum Rat des Timotheus an seinen Glaubensbruder Paulus ist unverkennbar. Außerdem, »alles braucht Flüssigkeit«, eben auch die Mönche, zumal angesichts deren anstrengender Chordienste: »Glaubst du, dass dies eine kleine Arbeit sei, den Körper nicht ermüde, das Fleisch nicht austrockne?«, entgegnete besagter *Antibernardus*-Text kritischen Stimmen hinsichtlich des Weinkonsums hinter klösterlichen Mauern.

Wein gehörte in kranken wie gesunden Tagen ganz einfach dazu, sei es zur Pflege der Gesundheit oder der Lebensfreude. Das in der klösterlichen Medizin praktizierte alte Wissen um die heilkräftigen Wirkungen des Rebensaftes ist heute durch die Wissenschaft belegt: Trauben, allen voran die blauen, in ihrer »geistig-flüssigen« Form sind reich an Polyphenolen und anderen Wirkstoffen, die positive Effekte auf die Gesundheit entfalten. Unter anderem hat Wein prophylaktische Wirkungen gegen koronare Herzerkrankungen, reduziert den Gehalt an schädlichem LDL-Cholesterin und regt die Durchblutung an. Ebenso stimuliert er das Immunsystem und verbessert die Nierenfunktionen. Damit nicht genug: Seit alters bekannt und genutzt sind die antiseptischen Eigenschaften von Wein. Er hemmt das Wachstum von Bakterien und anderen schädlichen Mikroorganismen, weshalb der Rebensaft auch Darminfektionen vorzubeugen respektive entgegenzuwirken vermag. All diese Effekte sind allerdings abhängig von der Dosis: täglich nicht mehr als 0,4 Liter, also zwei Gläser, und nur zu den Mahlzeiten. Wie schon die Alten wussten: Bei allen guten Kräften des Weins warnen die Schriften von der Antike bis in die Neuzeit stets und explizit vor seiner unbedachten Dosierung. Den Hippokratikern galt der Rebensaft dem Menschen nur dann als zuträglich, wenn »er bei guter und bei schlechter Gesundheit sinnvoll und in rechtem Maße verwandt wird, übereinstimmend mit der Verfassung der einzelnen Person«. Ebenso raten die Gesundheitsregeln der Schule von Salerno zum Wein, »weise gesteuert genossen«, und erwähnen sicherheitshalber, weil das eben damals wie heute nicht immer gelingt, wie nach »übermäßigem Weintrinken« am besten zu verfahren sei: »Hast du zu viel Wein des Abends genossen und stört es dein Wohlseyn, trink dann des Morgens noch mal, und Genesung wird es dir bringen.«

Die vielen Vermerke zur »weisen Steuerung« des Weingenusses waren durchaus angebracht, denn die Quantitäten, in denen Wein Gesunden wie Kranken zugebilligt wurde, waren höflich formuliert mehr als wohlmeinend. Den Insassen des zum Würzburger Kloster gehörigen Julius-Spitals wurden beispielsweise per Dekret mehr als drei Liter Wein, mithin also rund vier Flaschen, täglich zugestanden – kein geringes Quantum.

Cervisiam bibat – man trinke Bier

Bier muß helle und klar und ohne sauren Geschmack seyn;
auch sey es alt und aus gutem gereiftem Korne gebrauet.
Aus dem *Regimen sanitatis salernitanum*

Wie der Weinbau hat auch das Bierbrauen keinen klösterlichen Ursprung: Seine Wurzeln reichen über 5000 Jahre zurück nach Mesopotamien. Von dort aus fand das Bier seinen Weg zum Nil. Zu Zeiten Ramses' II. (1290–1224 v. Chr.) gab es im Land der Pharaonen bereits 18 verschiedene Biersorten – von hell bis dunkel, bitter bis süß. Griechen und Römer importierten das Wissen um die Braukunst später in ihre Herrschaftsgebiete. Nach der Zeitenwende allerdings wurde es still um das Brauwesen, und der Gerstensaft war weitgehend von den Tischen verschwunden. Erst im Mittelalter tauchte er wieder auf – in den Refektorien der europäischen Klöster.

Die erste schriftliche Erwähnung des Bieres findet sich in den Urkunden des Stiftsarchivs St. Gallen und datiert auf das Jahr 754. Der Hopfenanbau selbst ist seit der Karolingerzeit für Mitteleuropa belegt: Die Hopfenzapfen dienten als Bierwürze sowie dazu, dem Bier längere Haltbarkeit und Schäumvermögen zu verleihen.

Ab dem 8. Jahrhundert nahm das Brauen einen regen Aufschwung, war jedoch noch ausschließlich eine Domäne der Klöster. Die Abteibrauereien schossen geradezu wie Pilze aus dem Boden, schließlich genossen sie eine Vielzahl von Privilegien, die ihrer Entwicklung sehr förderlich waren. Im Herrschaftsgebiet Karls des Großen gab es im Jahr seiner Kaiserkrönung mehr als fünfhundert Klöster, die Bier brauten, dreihundert davon lagen in Bayern – der St. Gallener Klosterplan sah neben einer Weinkellerei nicht von ungefähr auch ein Brauhaus und eine Malzdarre vor.

Um 820 gab es auf dem Gelände der Benediktinerabtei St. Gallen bereits drei Brauereien. Um beständigen Nachschub gewährleisten zu können, braute man in St. Gallen geradezu im Akkord: Die drei Brauhäuser lieferten die beachtliche Menge von 1000 bis 1200 Litern, und das täglich. Diese enorme Produktionskraft ist überwiegend auf die fortschrittlichen Brautechniken zurückzuführen, derer sich die St. Gallener Brauer bedienten: Sie verwendeten nämlich bereits

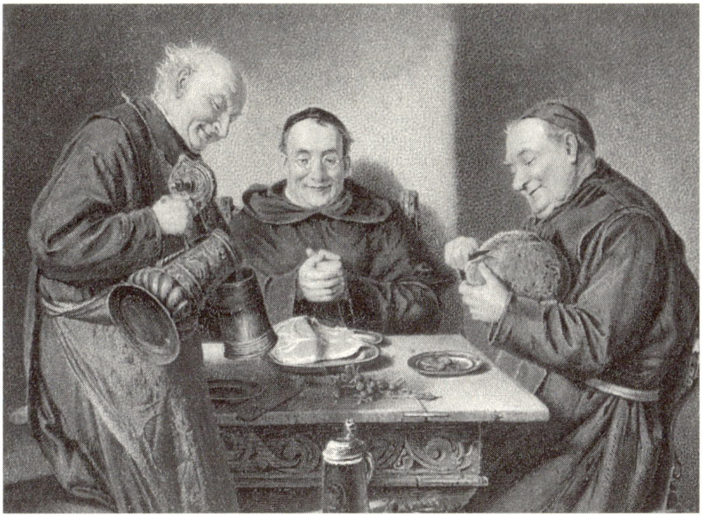

Eduard Grützner: Die Brotzeit

Hopfen, womit sie ihrer Zeit und anderen Klosterbrauereien weit voraus waren.

Das Braumonopol der Klöster währte nicht allzu lange, denn die vielen Vergünstigungen, die den klösterlichen Brauereien zuteil wurden und mehr noch deren enorme Einnahmen – schließlich braute man nicht nur für den Eigenbedarf – waren so manchen ein Dorn im Auge. Das in den aufblühenden Städten des Hochmittelalters einflussreicher werdende Bürgertum wollte ebenso am Gerstensaft verdienen und setzte alles daran, der brauenden Geistlichkeit Konkurrenz zu machen. Im Zuge dessen verloren Klosterbrauereien und -schänken einen Großteil ihrer Privilegien: Die Klöster durften zwar weiter brauen, jedoch mit den gleichen Rechten und Pflichten wie weltliche Brauer. Wollte ein Kloster sein Bier gewerblich vertreiben, musste es, wie weltliche Schänken auch, Biersteuern zahlen und sich das Brau- und Schankrecht verleihen lassen. Das bayerische Benediktinerkloster Weihenstephan erhielt seines im Jahre 1040 und ist damit die älteste Brauerei Deutschlands. Weihenstephan liegt vor den

Toren Münchens, dem Bier bis heute eng verbunden und weltweit dafür bekannt. Deshalb sei an dieser Stelle das Reinheitsgebot erwähnt, das erste Lebensmittelgesetz der Welt. Diese Innovation geht zurück auf den bayerischen Herzog Heinrich IV., der 1516 beschloss, der Qualitätsvielfalt der Brauereierzeugnisse Einhalt zu gebieten. Bis dato konnte jede Brauerei ihr eigenes Süppchen kochen, sprich brauen, wie und vor allem mit was sie wollte. Der Bayernherzog Ludwig I. hatte nämlich recht flugs nach der Gründung Münchens Ende des 12. Jahrhunderts entdeckt, dass die herzoglichen Kassen mit Biersteuern wunderbar zu füllen sind. Um diese Geldquelle kräftig für sich sprudeln zu lassen, vergab er Braurechte en gros. Das Ergebnis waren zahllose Brauereien auf dem Münchner Stadtgebiet, deren Erzeugnisse allerdings oftmals recht dubios waren. Dem machte Heinrichs Erlass ein Ende, indem er festlegte, dass zur Herstellung von Bier nur Gerste, Hopfen und reines Wasser benutzt werden dürfen – das Reinheitsgebot, gültig bis heute.

Klösterliches Brauerwesen

Bier, »flüssiges Brot« in Fastenzeiten, wie geschaffen für die Klosterleute und, wie man meinen möchte, der Grund, warum das europäische Mönchtum das Bierbrauen für sich entdeckte. Dieser jedoch liegt in der Trinkwasserqualität im frühen Mittelalter. In den frühen Ordensgemeinschaften galt ursprünglich die Regel, nur Wasser zu trinken. Die Qualität des Trinkwassers verschlechterte sich jedoch zusehends: Das Wasser war mit zahlreichen Krankheitserregern verseucht und sein Genuss barg die Gefahr schwerster Infektionen, in erster Linie durch Cholerabakterien. So wurde den Mönchen – unerlässliche und nicht unangenehme Schutzmaßnahme – schließlich das in der jeweiligen Region übliche Getränk gestattet. Das war meist Wein oder Bier, beides Getränke, die einen Gärprozess durchlaufen, der schädliche Mikroorganismen abtötet und es ermöglicht, seinen Durst vergleichsweise gefahrlos zu stillen.

Benedikt, der sein Kloster im mediterranen Süditalien gegründet hatte, legte demzufolge in seiner Ordensregel den Genuss von Wein fest. Wo Wein jedoch angesichts der Klima- und Bodenverhältnisse nicht verfügbar war, verlegte man sich aufs Bierbrauen. Mit dem Vorzug, dass Gerste einfacher zu kultivieren ist als der Rebstock und zugleich nahrhaft für das klösterliche Vieh: Für viele Klöster war die kombinierte Nutzung der Ländereien und der Brauerei die ideale landwirtschaftliche Lösung, die auch die Ernährung sicherstellte.

In belgischen Gefilden beispielsweise kam man schriftlichen Überlieferungen zufolge nach wenig erfolgreichen Weinbauversuchen auf das Bierbrauen. Wodurch Belgien, wie Frankreich für seinen Rotwein, berühmt wurde für seine Klosterbiere – bis heute streng unterschieden in Abteibiere und Trappistenbiere. Letztere werden ausschließlich von Zisterzienserklöstern gebraut, während Biere aus anderen Orden sich nur Abteibiere nennen dürfen.

»Liquida non frangunt ienum – Flüssiges bricht das Fasten nicht«

Dass das Brauen beim Klerus große Beliebtheit erlangte, liegt außer im Schutz vor verseuchtem Wasser auch in dem hohen Nährwert seines Produktes begründet. Die Gesundheitsregeln aus Salerno geben nicht umsonst zu bedenken, dass Bier nicht nur die »Kräfte erhöhet«, sondern auch »das Fleisch im Körper mehret«. Bier, nahrhaft und dabei wohlschmeckend, war Mönchen wie Nonnen immer erlaubt, denn schließlich bricht Flüssiges das Fasten nicht. Und, falls es sich um Reben- oder eben Gerstensaft handelte, diente es auch der Gesundheit: Der gesundheitliche Wert von Bier war auch den Klosterärzten bestens bekannt. Sie nutzten es, pur oder mit Honig gemischt, gegen Schlafstörungen sowie gegen Erkältungen und Husten, mit Kümmel, Anis und anderen verdauungsstärkenden Heilpflanzen versetzt, gegen Verdauungsbeschwerden. Bier wurde aufgrund seiner anregenden Wirkung auf die Harnausscheidung auch zur Entwässerung und bei Nierenleiden eingesetzt sowie zur Stärkung der Nerven.

Viele gute Gründe für den ausgiebigen klösterlichen Bierkonsum, der teils enorme Ausmaße annahm. Zu Zeiten Karls des Großen, so lässt sich den Chroniken entnehmen, waren den Ordensleuten täglich fünf Liter Bier gestattet – das gibt zu denken. Ist aber auch damit zu erklären, dass Bier den Mönchen half, sich gegen die »Versuchungen des Teufels« zu wappnen: Im Biertrinken war dem Klerus ein probates Mittel gegen allzusehr aufbegehrende Männlichkeit beschert.

Wie man heute weiß, entfalten die Hopfenblüten bei Männern anaphrodisierende, die Libido dämpfende Effekte. Die in den Blüten enthaltenen Bitterstoffe haben östrogenartige Wirkungen, was die maskuline »Fleischeslust« mindert und im Übrigen auch zu der bei starken Biertrinkern typischen Verweiblichung führt. Augenfällig an den Brustansätzen, den so genannten »Biertitten«. Die ebenfalls unübersehbaren Folgen reichlichen Biergenusses darunter gehen hingegen schlicht auf das üppige Kalorienangebot zurück.

Ob Bier auch bei Nonnen Anfechtungen erotischer Genese entschärfte, ist uns nicht bekannt. Jedenfalls haben sich nicht nur Mönche ausführlich damit beschäftigt, sondern auch eine berühmte Geistliche namens Hildegard von Bingen. In ihrer *Causae et curae* widmet sie sich eingehend den vielen guten Kräften des Bieres und empfiehlt es vor allem schwermütigen Menschen, weil »Bier den Mut hebt und die Seele erneuert« – wohl bekomm's.

Dem Bemühen, dass dem auch so ist, entsprang die Sitte des Anstoßens. Wie schon die gesamte Antike hindurch war es auch im Mittelalter üblich, unliebsame Zeitgenossen mittels einer Prise Gift ins Jenseits zu befördern. Um nun bei Umtrünken vor derartigen Attentaten ein wenig besser geschützt zu sein, stieß man mit den massiven Krügen so heftig an, dass dabei das Bier überschwappte. Wohlgemerkt, und darauf kam es an, in den Krug des Gegenübers: Anstoßen wurde zum gängigen Vertrauensbeweis im Mittelalter. Wer nicht anstieß, machte sich verdächtig. Deshalb: »Traue nur denen, mit denen du zum Biere gesessen und angestoßen hast.«

Die Äbtissin von Bingen

In der gesamten Schöpfung, in den Bäumen, Pflanzen, Tieren und sogar in den Edelsteinen sind geheime Kräfte verborgen, die kein Mensch wissen kann, wenn sie ihm nicht von Gott geoffenbart werden.
Hildegard von Bingen, 1098–1179

»Viel benannt, aber kaum bekannt« ist die Äbtissin vom Benediktinerinnenkloster Rupertsberg bei Bingen und so fällt ihr Name meist als Erster im Zusammenhang mit der Klostermedizin. Zu Unrecht, denn Hildegard von Bingen muss in einem anderen Kontext gesehen werden als die Klosterärzte vor und zu ihren Zeiten – klösterliche Heilkunde und jene Hildegards lassen sich nicht auf einen Nenner bringen. Ganz einfach deshalb, weil sie beide auf einer anderen Basis gründen. Theorie und Praxis der Klostermediziner wurden wie geschildert von einem antiken naturwissenschaftlichen und über Jahrhunderte gewachsenen Fundament ausgehend entwickelt. Hildegard, die mit dem medizinischen Wissen ihrer Zeit durchaus vertraut gewesen zu sein scheint, dienten jedoch vor allem ihre eigenen, durch Naturbeobachtung, praktische Erfahrungen und Visionen gewonnenen Erkenntnisse als Grundlage ihrer Heilkunde.

Vor diesem Hintergrund ist Leben und Werk der Rupertsberger Klosterfrau auch ein eigenes Kapitel gewidmet. Dies soll ihrer Sonderstellung in der mittelalterlichen Medizin und ihrer herausragenden Persönlichkeit Ausdruck verleihen.

Bereits die Tatsache, dass sie in einer Zeit, in der die gesellschaftliche Stellung der Frau marginal war, eine solche Bedeutung erlangte, ist bemerkenswert. Dass diese Frau zudem noch Klöster gründete und leitete, theologische und naturkundliche Grundlagenwerke verfasste, denen größte Wertschätzung seitens hochrangiger Persönlichkeiten ihrer Zeit zuteil wurde, macht sie fürwahr zur Ausnahmeerscheinung. Eine Persönlichkeit, die, wie es der Kirchenhistoriker Ignaz von Döllinger formulierte, »in der ganzen christlichen Geschichte einzig und unerreicht dasteht«. Tatsächlich wurde Hildegards Werk nie weitergeführt, ebenso wie Vergleichbares vor ihr nie existiert hatte.

Zwischen Naturbeobachtung und geistiger Schau

Was ich aber nicht schaue, das weiß ich nicht. Denn ich bin ungelehrt. Man hat mich nur unterwiesen, in aller Einfalt die Buchstaben zu lesen.
Hildegard von Bingen

Der Mensch ist die Antwort auf die Rätsel der Welt, ebenso wie diese die Antwort auf die Frage Mensch in sich birgt: Hildegards Weltanschauung, in deren Mittelpunkt Heilskunde und Heilkunde stehen.

Beide Disziplinen, Religionswissenschaft und Medizin, werden in der gesellschaftlichen und sozialen Entwicklung zukünftiger Generationen eine Schlüsselposition einnehmen. Angesichts dessen sind die Botschaften aus den Schriften Hildegards auch heute wert, gehört – jedoch auch richtig verstanden – zu werden. Nicht, wie in den letzten Jahren geschehen, auf die Versuche einer unter ihrem Namen populären »Heilmethode« und deren Mittel reduziert. Dies würde Hildegard ebenso wenig gerecht wie es »jeder wissenschaftlichen Grundlage entbehrt, eine Hildegard-Medizin in die ärztliche Praxis und in den Bereich der Apotheke zu bringen«, um den Medizinhistoriker Heinrich Schipperges zu zitieren. Vielmehr muss Hildegards Werk in seiner Gesamtheit gesehen werden – so, wie sie selbst die Welt ganzheitlich sah.

Zum Leben einer außergewöhnlichen Frau

Hildegard wurde im Sommer 1098 als jüngstes von zehn Kindern der Edelfreien Hildebert, Burggraf von Böckelheim an der Nahe, und dessen Gattin Mathilde geboren. Mit acht Jahren kam sie in das Frauenkloster auf dem Disibodenberg bei Bingen, zunächst unter die Obhut der Klausnerin Jutta von Spanheim. Die ersten Jahre lebte sie auf dem Disibodenberg als »Eingemauerte«, als Inclusa. Von ihrer Lehrerin Jutta von Spanheim wurde sie mit dem umfassenden Wissensgut des Benediktinerordens vertraut gemacht. Hildegard lernte bereits früh Psalmengesang, meditierte täglich die Liturgie, las die Texte der Benediktinischen Regel und erwies sich bald als versierte Kennerin der Heiligen Schrift wie auch der Kirchengeschichte. Für ihre auffallend breit gefächerte Bildung mag die Begegnung mit dem Bischof

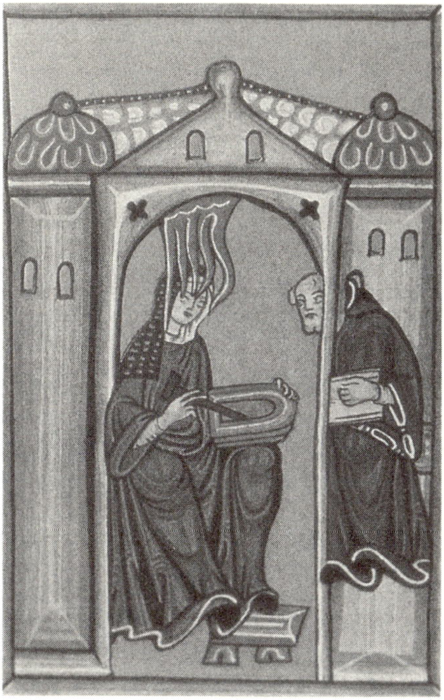

Hildegard mit dem Mönch Volmar
(Reproduktion nach dem Kodex der Abtei St. Hildegard, Eibingern

Siward von Uppsala prägend gewesen sein – ein universal gelehrter, auch in Naturwissenschaften und Arzneikunde sehr bewanderter Benediktiner, der für Hildegard ein bedeutender Mentor wurde.

Mit 16 Jahren wurde Hildegard schließlich Nonne. Schon weit davor, im Alter von fünf Jahren, war das Mädchen seiner Veranlagung gewahr geworden, im wachen Zustand Visionen zu erleben. Diese Fähigkeit, von ihr selbst »Schau« genannt, blieb auch ihrer Umgebung nicht verborgen und Hildegard bis zu ihrem Lebensende erhalten. Ihre Visionen ermöglichten es ihr nach eigenen Worten, »alle Dinge im Lichte Gottes auf sinnliche Weise« wahrzunehmen.

Erst mit 43 Jahren, damals bereits Äbtissin, begann sie, der inneren Stimme, »Schreibe auf, was du siehst und was du hörst«, folgend, mit der Aufzeichnung ihrer Visionen. In ihrem letzten Buch *Divinorum Operum* nennt die nun bereits 70-Jährige den wahren Autor ihrer Werke: »Alles, was ich geschrieben habe, entsprang ausschließlich meiner himmlischen Visionsquelle.«

Die Niederschriften Hildegards ernteten großes Lob, unter anderem von Papst Eugen III. und Bernhard, dem einflussreichen Abt von Clairvaux. Die Anerkennung seitens so hochgestellter Persönlichkeiten ermöglichte Hildegard den geistigen Austausch mit zahlreichen anderen Würdenträgern ihrer Zeit: Sie korrespondierte mit Vertretern des Adels und der hohen Geistlichkeit. Darüber hinaus unternahm Hildegard vier große Predigtreisen, auf denen sie öffentlich vor Volk und Klerus das Wort ergriff. Ihr Einfluss, der über ganz Europa bis nach Griechenland und Palästina reichte, ließ sie zur Ratgeberin für weltliche wie geistliche Herrscher bei politischen wie geistlichen Fragestellungen werden.

Im Jahr 1147 gründete Hildegard schließlich das Benediktinerinnenkloster auf dem Rupertsberg bei Bingen, später ein weiteres Kloster der Benediktinnerinen in Eibingen bei Rüdesheim. Dem Kloster auf dem Rupertsberg stand sie bis zu ihrem Tod 1179 als Äbtissin vor.

In ihren letzten Lebensjahren wurde Hildegard noch einmal auf harte Proben gestellt. Da waren zum einen ihre körperlichen Beschwerden, die sehr schmerzhaft gewesen sein müssen. Denn oftmals fühlte sie sich, wie sie an einen ihrer Vertrauten schrieb, »durch starke Schmerzen derart verstrickt, dass sie mich zu Tode bringen drohen. Doch hat Gott mich bis jetzt immer wieder neu belebt«. Eine weitere schwere Prüfung war das gegen ihr Kloster Rupertsberg durch die Mainzer Prälaten erlassene Interdikt. Dieses bedeutete eine Enthebung vom öffentlichen Gottesdienst und untersagte vor allem das Singen des Gotteslobes, was die Äbtissin besonders hart ankam. Hildegard war zutiefst gekränkt und lieferte sich mit den Prälaten emotionsgeladene schriftliche Wortgefechte. Zunächst ohne Erfolg, denn in Mainz hielt man energisch an dem Erlass fest. Erst auf persönliches Geheiß des Erzbischofs von Mainz wurde das Interdikt 1179 aufgehoben. Kurz danach starb Hildegard, ihren Getreuen zufolge durch diese Auseinandersetzungen ihrer letzten Kräfte beraubt.

Trotz dieser Rüge aus Mainz wurde schon bald nach Hildegards Tod päpstlicherseits die Heiligsprechung eingeleitet. Allerdings ist bis heute ungeklärt, ob ihre Kanonisierung stattfand. Es wird angenommen, dass diese im Behördenapparat des Mainzer Erzbistums untergegangen ist. Erhalten geblieben ist nur das *Protocollum canonisationis* aus dem Jahre 1233 – ein Dokument von besonderer Bedeutung, da es eine Aufzählung der Hauptwerke Hildegards enthält.

Heute, rund tausend Jahre nach ihrer Geburt, erlebt die Äbtissin vom Rupertsberg ein glanzvolles Comeback. Zu diesen erneuten Ehren im ausgehenden 20. und beginnenden 21. Jahrhundert verhalf ihr vor allem der Medizinhistoriker Heinrich Schipperges. Er hat sich ausgiebig mit ihrem Lebenswerk auseinander gesetzt und zahlreiche Publikationen über Hildegards Leben und Lehren veröffentlicht.

Hildegard im Licht unserer Zeit

Die Renaissance der Thesen Hildegards setzte eine kontroverse Diskussion in Gang: Selten gehen Meinungen so auseinander, fallen Urteile über Qualität und fachliche Berechtigung so unterschiedlich aus wie über jene Klosterfrau von Bingen und ihr Werk.

Den einen ist sie eine faszinierende Lehrmeisterin mit zeitlos gültigem Wissen – eine, ihrem »Wiedergeburtshelfer« zufolge, »der großen Gestalten im frühen Abendland und einmalige historische Erscheinung«.

Andere hingegen erheben die Äbtissin zur »Keimzelle des Feminismus«. So manchen sind ihre Lehren auch schlichtweg ein Sammelsurium alter Druidenweisheiten, Konzentrat ihrer geistlichen Verklärung. Derartige Bemerkungen fallen vor allem angesichts der so genannten »Hildegard-Medizin«, unter deren Flagge so ziemlich alles angeboten wird, was im Entferntesten therapeutischen Anstrich hat beziehungsweise sich einen solchen gibt: diverse wie dubiose Heilzubereitungen nach Hildegardscher Weisung, Tees und Nahrungsmittel nach Rezepturen aus dem Bingener Refektorium, Meditationen wie musikalische Interpretationen der Klänge von einst auf dem Rupertsberg. Angesichts solcher Produkte, deren Hersteller den gegenwärtigen Hang zur Spiritualität und zu alternativen Heilmethoden gewinnbringend für sich nutzen, ist Kritik sicherlich angebracht. Auch angesichts einer unreflektierten Übernahme der Hildegardschen Lehre.

Anlass heftiger Kontroversen ist auch die visionäre Veranlagung Hildegards – in manchen Augen ein »narzisstischer Selbstheilungsversuch« und schlichtweg Ausdruck einer »hysterischen Persönlichkeitsstruktur«. Derartige Beurteilungen tragen wenig zur Entmystifizierung dieser Frau bei. Hildegard war ohne Frage mit Begabungen versehen, die über jene zur Vision hinausgingen – wie sonst hätte sie bereits zu Lebzeiten einen solchen Ruhm erlangen können.

Abgesehen von den unterschiedlichen subjektiven Urteilen über Hildegard bestehen auch bei der objektiven Einschätzung Unsicherheiten. Das betrifft insbesondere ihr natur- und heilkundliches Schaffen. Untersuchungen darüber, inwieweit sich die Behandlungsempfehlungen mit heutigen Erkenntnissen decken und wie es um Wirksamkeit und Eigenschaften der von ihr angewendeten Pflanzen bestellt ist, gibt es bisher keine. Ebenso steht der Beleg der Echtheit der naturkundlichen Werke Hildegards noch aus. Für die theologisch-prophetischen Schriften ist er durch Quellenstudien bereits erbracht worden.

Hildegard war mit dem Gedankengut der mittelalterlichen Medizin zweifelsohne gut vertraut. Ob ihre niedergelegten Erkenntnisse jedoch nur auf eigenen oder auch anderen Erfahrungen basieren, lässt sich kaum noch rekonstruieren. Denn Hildegard nennt abgesehen von der Heiligen Schrift keine Quellen, Namen anderer Autoren oder Titel zu Rate gezogener Bücher. Darüber hinaus verändert sie schriftlich überliefertes Wissen so stark, dass dessen Herkunft nicht mehr ersichtlich ist. Die Verfasserfrage wird also, wenn überhaupt, nur sehr schwer zu lösen sein. Was die Beurteilung der Hildegardschen Schriften weiter erschwert, ist die Vieldeutigkeit der Krankheitsbezeichnungen und Pflanzennamen. Derlei Begriffsverwirrung ist wie erwähnt ganz typisch für mittelalterliche Werke, bei Hildegard jedoch besonders ausgeprägt. Das lässt die Identifizierung ihrer Heilmittel und -anzeigen in noch weitere Ferne rücken, zumal diese oft so befremdlich für unsere Ohren klingen, dass eine Übertragung kaum möglich ist.

Probleme, mit denen die Hildegard-Forschung nicht allein dasteht. Die Bewertung naturkundlicher Fakten und Denkansätze vergangener Tage und ihre Übersetzung in die heutige Begriffswelt stößt vielfach an derartige Grenzen.

Die Ergebnisse in jüngster Zeit durchgeführter Untersuchungen erlauben zumindest einige Schlüsse über die von Hildegard verwendeten Pflanzen und Heilmethoden. Zum einen gehen ihre Angaben auch auf eigene Praxis zurück. Diese Vermutung wird durch Hildegards Aussagen über die Herstellung, Einnahme und Aufbewahrung ihrer Arzneizubereitungen gestützt: deren Ausführlichkeit und Detailtreue lassen auf selbst gesammelte Erfahrungen schließen. Ob Hildegard allerdings Patienten auch selbst behandelte, ist heute nicht mehr nachzuvollziehen.

Zum anderen scheint Hildegard Zugang zu den Werken vieler anderer medizinischer Autoren, sowohl aus der Antike wie mittelalterlicher, gehabt zu haben. Dies wird anhand der in der *Physica* genannten Empfehlungen zur Anwendung von Heilpflanzen ersichtlich. Allerdings bleiben zahlreiche Arzneipflanzen, deren Wirksamkeit Hildegards antiken Vorgängern und zeitgenössischen Kollegen bekannt war und die in den gängigen Werken enthalten sind, bei ihr unerwähnt. Meist stimmen auch die von Hildegard für Heilpflanzen angegebenen Heilanzeigen nicht annähernd mit Anwendungsgebieten überein, bei denen sich diese bewährt haben und die entsprechend in anderen medizinischen Schriften gängig waren – zahlreiche Pflanzen nennt sie bei völlig anderen Beschwerden. Darüber hinaus empfiehlt Hildegard auch Pflanzen, wie beispielsweise die Schwarze Nieswurz bei Gicht, die stark giftig sind und daher heute nicht zur Anwendung kommen dürfen.

Resümee aus den Bewertungen der Hildegardschen Hinterlassenschaften: Hildegard hat eine eigene Krankheitslehre geschaffen, die auf ihrer persönlichen, ganzheitlich geprägten Weltsicht basiert und damit in vielem von den gängigen Auffassungen ihrer Zeit abweicht.

Das Erbe Hildegards

Die Äbtissin vom Rupertsberg hat der Nachwelt ein ungewöhnlich breit gefächertes literarisches Werk hinterlassen. Bei diesem umfangreichen Schaffen standen ihr versierte Helfer beratend wie schreibend zur Seite, von denen vor allem zwei Erwähnung verdienen: der Mönch Volmar, der ihr vom Abt des Klosters am Disibodenberg als Mitarbeiter anvertraut worden war, und die Nonne Richardis von Stade. Selbst hochgebildet und ebenso wie Hildegard adeliger Abstammung, oblagen ihr sämtliche Sekretariatsaufgaben im Rupertsberger Skriptorium. Was Hildegard auf einer Wachstafel fixiert hatte, wurde von einem Schreiber auf Pergament übertragen, der auch Verbesserungen vornahm. Erst danach erfolgte die endgültige Reinschrift der Texte. Von diesen existiert allerdings keiner mehr im Orginal, sondern nur noch als Abschrift: Das gesamte literarische Werk, vom Bibliothekar Bruno in eine Kiste gepackt und zum Zwecke der Ingangsetzung des Heiligsprechungsprozesses nach Rom geschickt, ging bereits kurz nach Hildegards Tod verloren.

Die Mehrheit des schriftstellerischen Werkes von Hildegard widmet sich theologischen Inhalten. Nennenswert ist vor allem das zwischen 1141 und 1151 verfasste *Scivias domini*, ein umfassendes theologisches Grundlagenwerk und gewissermaßen Wegweiser in allen Glaubensfragen. Das Buch erregte großes Aufsehen und fand in deutschen, niederländischen und französischen Klöstern eifrige Leser. Der *Scivias* folgten das *Liber vitae meritorium*, das Buch der Lebensverdienste, und zahlreiche andere theologische Lehrschriften, darunter auch Gedichte. Ihr literarisches Meisterstück liefert Hildegard in ihren letzten Lebensjahren von 1163 bis 1173: das *Liber Divinorum Operum*, das Buch von den göttlichen Werken. Darin lässt die Äbtissin ihre Leser an einer umfassenden Schau über Mensch und Universum und die ewigen Gesetzmäßigkeiten der Schöpfung teilhaben.

Hildegards natur- und heilkundliche Schriften entstanden nach ihren eigenen Angaben in den Jahren zwischen 1150 und 1160: *Physica* und *Causae et curae*. Beide Werke gehen nach Ansicht des Hildegard-Experten Heinrich Schipperges vermutlich auf eine einheitliche Handschrift zurück, die *Subtiliates diversarum naturarum creatu-*

rarum, das *Buch von den Eigenschaften der verschiedenen Naturen in der Schöpfung.* Darin sind die Zusammenhänge von Mensch, Schöpfung und Kosmos dargestellt – eine, wie Schipperges schreibt, »universale christliche Anthropologie, die in ihrer reifen Konzeption jede andere enzyklopädische Summa ihrer Zeit weit überragt«.

Bei der *Physica* handelt es sich um eine Beschreibung der den Pflanzen, Elementen, Flüssen, Mineralien und Tieren innewohnenden Heilkräfte, während die *Causae et curae* eine Pathologie und Physiologie des Menschen zum Inhalt hat. Beide Schriften sind hinsichtlich der darin geschilderten psychosomatischen Zusammenhänge zwischen psychischem und körperlichem Befinden gerade in heutiger Zeit bedeutsam und lesenswert – ungeachtet der dargestellten Hürden im Umgang mit Hildegards Werken. Diese waren allem Anschein nach auch früher schwer zu überwinden. Heinrich Schipperges zufolge wirkten die Schriften der Äbtissin »erstaunlich wenig auf die Welt des späteren Mittelalters und der beginnenden Neuzeit ein«. Wohl deshalb, so der Medizinhistoriker, weil dieses Zeitalter bereits nicht mehr imstande war, »die Bildungswelt dieses symbolistischen Weltbildes aufzunehmen«.

Eine Welt voller Bilder

Als Gott Himmel und Erde erschuf, setzte Er den Menschen mitten in das Weltall, damit er als Herr über alle verfüge
Hildegard von Bingen

»Symbolistisch«, eben ist es genannt worden, so war Hildegards Sicht der Welt: ein Weltbild als Bildwelt, wie es Heinrich Schipperges auf den Punkt brachte. Im Zentrum dieser Welt voller Symbole steht alles andere dominierend der Mensch. Hildegard sah im Menschen ein göttliches Abbild, eine »Schatzkammer göttlicher Werke«: »Gott hat sein gesamtes Werk in die Gestalt des Menschen gelegt. Der runde Schädel weist auf die Kraft des Menschen hin, regiert doch das Gehirn den gesamten Organismus. Die Haare versinnbildlichen seine künstlerischen Fähigkeiten, die Augen das Wissen des Vorhersehens, das Gehör alle Klänge des Ruhmes über die verborgenen Geheimnisse der Engelschöre, die Nase die Weisheit, die als duftende Ordnung in allen Kunstwerken ruht und den richtigen Riecher für die Weisheit hat. Der Mund schließlich bezieht sich auf das Wort Gottes, durch das alles geschaffen ist.«

Immer ist es die reale Welt des Menschen, mit allem, was diesen ausmacht, die in Hildegards Anschauungen, in ihrer Weltschau, zum Ausdruck kommt. In diesem anthropologischen Konzept steht der Mensch allerdings nicht alleine und abstrakt für sich, sondern ganz konkret als Mann und Frau, die sich nur an- und miteinander verwirklichen können. Anhand dessen lassen sich die zahlreichen Bemerkungen der Äbtissin zu allen Belangen rund um die Sexualität besser nachvollziehen. Das »Werk des einen am anderen« beschreibt sie sehr detailliert und auffällig freizügig – von angesichts dazumal herrschender Moralvorstellungen und ihrer Eigenschaft als Klerikerin gebotener Prüderie keine Spur. Doch für Hildegard gehörte Sexualität zum Urzustand des Menschen, schließlich waren Mann und Frau zu einem Liebesbund ins Leben gerufen, zu dem auch die Erotik gehörte. Deren Zweck bestand für die Äbtissin nicht einzig in der Sicherung der Nachkommenschaft, wie vom Klerus ihrer Zeit und genau genommen bis heute postuliert. Vielmehr entfaltete sich nach Hildegards Ansicht in der intimen Begegnung von Mann und Frau der »Geist zu seiner schönsten Blüte« und diente so der Erfüllung beider Partner.

Indem Mann und Frau, jeder Mensch mit dem anderen und weiter alle Geschöpfe miteinander verbunden sind, hat jedes Individuum – ein weiterer wichtiger Aspekt des Hildegardschen Weltbildes – einen Auftrag in seinem Leben und ist nicht um seiner Selbst willen in der Welt.

Das Heil liegt in der Kunst des Lebens

Ich bin in Luft und Tau und aller Grünkraft ein besonders mildes Heilkraut.
Mein Herz ist ganz erfüllt, jedem und allem seine Hilfe anzubieten.
Hildegard von Bingen über die Barmherzigkeit

Auf dem vielschichtigen Fundament ihrer bildhaften Weltanschauung baut die Natur- und Heilkunde Hildegards auf. Letztere begreift die Wiederherstellung der Gesundheit als untrennbare Einheit von körperlicher und psychischer Heilung – das, was wir heute als ganzheitlichen Therapieansatz bezeichnen. Bei Hildegard sind Körper und Psyche nur die beiden Seiten einer Medaille, zwei verschiedene Aspekte einer Wirklichkeit. Psyche kann nur mittels Körper, Körper nur mittels Psyche existieren und gesund erhalten und wieder geheilt werden. Demgemäß hat bei Hildegard die Seele keinen festen Sitz im Körper, sondern lebt in allen seinen Teilen. Ebenso sind ihre Aussagen über Krankheitsursachen und Behandlungsmöglichkeiten stets auf drei Ebenen zugleich angesiedelt, die sich wechselseitig durchdringen und beeinflussen: auf jener der Welt an sich, jener des Körpers und jener der Psyche.

Als roter Faden zieht sich die Lehre von den vier Elementen durch das heil- und naturkundliche Werk Hildegards – Ausdruck ihrer »ungewöhnlichen Verbundenheit mit dem Kosmos«. Schon in der *Scivias* beschreibt sie den Bau des Universums aus den Elementen: »Gott hat die Welt zu Ehren Seines Namens aus den vier Elementen zusammengesetzt. Der Mensch kann ohne sie weder leben noch bestehen.« Hildegard dient die Elementenlehre als Schlüssel zum Verständnis von Gesundheit und Krankheit. Denn, so Hildegard, »wie die Elemente die Welt zusammenhalten, so bilden sie auch das Gefüge des menschlichen Organismus. Wenn sie im Menschen ordentlich wirken, erhalten sie die Gesundheit. Sobald sie aber von dieser Ordnung abgehen, machen sie ihn krank und töten ihn.« Aus den vier Elementen entstehen vier Arten von Säften, »Phlegmata«, aus deren Verhältnis zueinander die Äbtissin 24 verschiedene Grundanlagen des Menschen ableitet – Humoralpathologie à la Hildegard.

Ganz im Sinn der Säftelehre ihrer antiken und mittelalterlichen Kollegen jedoch entstehen auch nach Hildegards Darstellung Krankheiten dann, wenn die Säfte im Körper aus dem Gleichgewicht geraten sind. Um dem vorzubeugen, bedarf es allen voran eines maßvollen Lebensstils nach einem festgelegten Rhythmus – Dreh- und Angelpunkt der Hildegardschen Therapiemaßgaben. Die Regel zu einer vernünftigen Lebensweise soll sich jeder Einzelne laut Hildegard selbst erteilen – so viel Selbstbestimmung lässt aufhorchen –, denn dies ist dem Menschen »einfach natürlich«.

Darin, was zu einer gesunden Lebensführung erforderlich ist, geht

Hildegard konform mit Benedikt: In ihrem Kommentar zu seiner Ordensregel, der *Explanatio regulae,* beschreibt sie die Prinzipien der Sorge, *Cura,* und was zu dieser bei Ernährung und Arbeit, Kleidung und Wohnen sowie im persönlichen Verhalten zu beachten ist.

Aus den Rupertsberger Offizinen

Abschließend sollen einige Passagen aus der *Causae et curae,* gefolgt von einer Auswahl von in der *Physica* genannten Heilpflanzen bei bestimmten Beschwerden, einen kleinen Einblick in die Heilkunde Hildegards gewähren.

Vom Schlucken

Wer am Schlucken leidet, nehme ein gutes Teil Zucker, löse ihn in warmem Wasser und trinke dieses Wasser warm, weil die Wärme des Zuckers zusammen mit der Milde des erwärmten Wassers bei diesem Leiden besser passt wie Wein, weil das Wasser milde ist, der Wein aber sehr kräftig. Auch kann man trockenen Zucker essen und öfters nüchtern Gewürznelken kauen.

Gegen das Erbrechen

Wer an Übelkeit leidet, nehme Kümmel, den dritten Teil davon Pfeffer und etwa den vierten Teil vom Kümmel Bibernell, pulverisiere dies, nehme reines Weizenmehl, mische das Pulver mit diesem Mehl und bereite daraus mit Eidotter und etwas Wasser kleine Kuchen, entweder im heißen Herde oder unter heißer Asche. Diese Kuchen soll er essen, außerdem aber auch noch das oben genannte Pulver auf Brot gestreut verzehren. Werden nämlich die Kälte des Kümmels, die Kälte des Bibernells und die des Eidotters durch die Wärme des Pfeffers und die Wärme des Weizenmehles gemäßigt und mit der milden Wirkung des Wassers verbunden, wie auch mit der mäßigen Wärme des Herdes nach Vorschrift durchgekocht, so bändigen sie die zu Unrecht warmen und kalten Säfte, die dem Menschen die Übelkeit bringen.

Von der Gicht

Ein Mensch, der weichliches Fleisch hat und infolge von Unmäßigkeit im Trinken an einem seiner Glieder von der Gicht geplagt wird, soll Petersilie nehmen und das Vierfache davon Raute und in einer Schüssel mit Olivenöl rösten oder, falls er dies Öl nicht bekommen konnte, mit Bockstalg durchbraten lassen. Die Kräuter soll er so heiß, wie sie sind, auf die Stelle legen, wo er den Schmerz empfindet, und sie durch ein übergelegtes Tuch befestigen. Die Kälte des Petersiliensaftes bändigt nämlich das Anschwellen der Gichtsäfte, die Wärme des scharfen Rautensaftes hält dieselben Säfte zusammen, so dass sie nicht im Übermaß zunehmen, und das Öl oder der Bockstalg durchdringt sie und löst sie auf, und das tun sie, wenn sie in der angebenen Weise miteinander gemischt werden.

Vom täglichen Fieber

Wer am täglichen Fieber leidet, nehme wilden Majoran, Kampfer und von der Tormentillwurzel mehr wie von den beiden anderen, stoße dies zu Pulver, tue dies Pulver beim Beginn des Fieberanfalles in warmen Wein, trinke es so, lege sich ins Bett und schlafe. Die Wärme des wilden Majorans und die des Kampfers, durch die Kälte der Tormentillwurzel gemäßigt, vertreiben nämlich zu Anfang des Fieberanfalles, in warmem Wein getrunken, das oben genannte Fieber, so daß es um so schneller sich beruhigt.

Vom Husten

Hustet jemand auf der Brust so, dass er in ihr zuerst Schmerz empfindet, so nimm Salbei und Liebstöckel zu gleichen Teilen, doppelt so viel Fenchel wie von beiden zusammen und lege dies so lange zusammen in guten Wein, bis dieser Wein den Geschmack davon angenommen hat, erwärme dann nach Entfernung der Kräuter den Wein und trinke ihn warm nach dem Essen, bis du wieder gesund wirst.

Gegen den Schnupfen

Wenn der kalte Fluss aus der Nase im Übermaß herausfließt, soll der Rauch von Tannenholz durch die Nase eingezogen werden und der Fluss wird leichter gelöst werden und aufhören. Auch kann man die Asche von Tannenholz bereiten und aus ihr eine Lauge herstellen und den Kopf des Menschen damit waschen. Sie lässt die schlechten Säfte im Kopf abnehmen und macht die Augen hell.

Vom zu starken Monatsfluss
Eine Frau, die an unzeitigem, starken Monatsfluss regellos leidet, tauche ein leinenes Tuch in kaltes Wasser und mache damit wiederholt Umschläge auf die Oberschenkel, damit sie innerlich abgekühlt wird, weil infolge der Kälte des Leintuches und des kalten Wassers der unzeitige Monatsfluss zurückgehalten wird. Auch soll sie Sellerie in Wasser kochen und sich warm auf die Schenkel und den Nabel auflegen.

Vom Zorn und der Traurigkeit
Wenn irgendein Mensch zum Zorn oder zur Trauer bewegt wird, soll er rasch Wein auf dem Feuer warm machen, ihn mit wenig kaltem Wasser mischen und trinken. So wird der Rauch der Schwarzgalle, der in ihm zum Ausbruch des Zorns sich erhoben hat, in Schranken gehalten.

Von der Trunkenheit
Damit ein Betrunkener wieder zu sich komme, nehme man Nachtschatten, lege ihn in kaltes Wasser und benetze mit diesem Wasser seine Stirne, die Schläfen und den Hals. Er wird beim Wiederzusichkommen sich besser befinden, weil, wenn sich die Kälte des Nachtschattens mit der Kälte des Wassers vereinigt, diese den Sturm und die Hitze, die in den Gefäßen der Stirn und der Schläfen des Menschen ist, beruhigt.

Appetitlosigkeit: Fenchel, Pfeffer
Beruhigungsmittel: Hopfen, Mohn, Raute, Wermut
Betäubungs- und Schmerzmittel: Alraune
Blähungen: Ingwer, Salbei
Blasen- und Nierensteine und -schmerzen: Petersilie, Raute
Fieber: Aron, Bockshornklee, Dost, Galgant, Myrrhe, Petersilie, Wacholder
Gedächtnisschwäche: Farn, Wegerich
Hautausschläge: Mariendistel, Mohn
Herzschmerzen: Bockshornklee, Enzian, Fenchel, Nachtschatten(gewächse), Süßholz
Husten: Aloe vera, Fenchel, Liebstöckel, Salbei, Wermut

Kopfschmerzen und Migräne: Fenchel, Gundelrebe, Mandel, Nachtschatten(gewächse), Salbei
Leberbeschwerden: Huflattich, Mandel, Wacholder
Magenbeschwerden: Aloe vera, Enzian, Huflattich, Pfeffer, Rainfarn
Melancholie: Aron, Fenchel
Milzbeschwerden: Dill, Galgant, Leinsamen, Petersilie, Pfeffer
Mundgeruch: Fenchel, Galgant
Schnupfen: Fenchel
Sehschwäche: Fenchel, Raute, Süßholz
Stimulantien: Alraune, Muskatnuss
Verdauungsbeschwerden: Fenchel, Hanf, Kümmel, Minze, Petersilie, Rainfarn, Raute, Süßholz, Wermut
Verstopfung: Poleiminze, Wolfsmilch(gewächse)
Wunden: Leinsamen (bei Brandwunden), Schierling
Zahnschmerzen: Aloe vera, Myrrhe, Nachtschatten(gewächse), Wermut

Pflanzen der Klostermedizin

Im Kapitel »Im Garten der Gesundheit« wurde eine Reihe von Arzneipflanzen ausführlich dargestellt. Nachfolgend eine Auflistung jener Pflanzen, die darüber hinaus im botanischen Vademecum der Klostermedizin häufig vertreten waren.

Ackergauchheil *(Anagallis arvensis L.)*
Alant *(Inula helenium L.)*
Aloe *(Aloe vera)*
Alpenveilchen *(Cyclamen purpurascens Mill.)*
Arnika *(Arnica montana L.)*
Aronstab *(Arum maculatum L.)*
Basilikum *(Ocimum basilicum L.)*
Beinwell *(Symphytum officinale L.)*
Berberitze *(Berberis vulgaris L.)*
Betonie *(Betonica officinalis L.)*
Bilsenkraut *(Hyoscyamus niger L.)*
Bockshornklee *(Trigonella foenum-graecum L.)*
Bohnen *(Phaseolus vulgaris L.)*
Bohnenkraut *(Satureja hortensis L.)*
Dill *(Anethum graveolens L.)*
Diptam *(Dictamnus albus L.)*
Dost *(Origanum vulgare L.)*
Eibisch *(Althaea officinalis L.)*
Enzian *(Gentiana lutea L.)*
Esche *(Fraxinus excelsior L.)*
Feigenbaum *(Ficus carica L.)*
Galgant *(Alpinia officinarum Hance)*
Gewürznelken *(Syzygium aromaticum L.)*
Granatapfelbaum *(Punica granatum L.)*
Haselwurz *(Asarum europaeum L.)*
Hauswurz *(Sempervivum tectorum L.)*
Heckenrose/Hagebutten *(Rosa canina L.)*
Holunder *(Sambucus nigra L.)*
Hopfen *(Humulus lupulus L.)*
Ingwer *(Zingiber officinale Rosc.)*
Kalmus *(Acorus calamus L.)*
Kampfer *(Cinnamomum camphora L.)*
Kardamom *(Elettaria cardamomum L.)*
Katzenminze, Katzenkraut *(Nepeta cataria)*
Klee *(Trifolium spec.)*
Knoblauch *(Allium sativum L.)*
Koloquinthen *(Citrullus colocynthis L.)*
Koriander *(Coriandrum sativum L.)*
Kreuzkümmel *(Cuminum cyminum L.)*
Kubeben *(Piper cubeba L.)*
Kümmel *(Carum carvi L.)*
Lavendel *(Lavandula angustifolia Mill.)*
Lein *(Linum usitatissimum L.)*
Liebstöckel *(Levisticum officinale Koch)*
Lilie *(Iris spec.)*
Löwenzahn *(Taraxacum officinale L.)*
Majoran *(Origanum majorana L.)*
Mandelbaum *(Prunus dulcis Mill.)*
Meerrettich *(Armoracia rusticana)*
Meerzwiebel *(Urginea maritima L.)*

Mohn *(Papaver somniferum L.)*
Möhre *(Daucus carota L.)*
Myrrhe *(Commiphora molmol Engl.)*
Ochsenzunge *(Anchusa officinalis L.)*
Odermennig *(Agrimonia eupatoria L.)*
Ölbaum *(Olea europaea L.)*
Osterluzei *(Aristolochia clematitis L.)*
Pastinak *(Pastinaca sativa L.)*
Petersilie *(Petroselinum crispum Mill.)*
Pfeffer *(Piper spec.)*
Pfingstrose *(Paeonia officinalis L.)*
Poleiminze *(Mentha pulegium L.)*
Portulak *(Portulaca oleracea L.)*
Rainfarn *(Tanacetum vulgare L.)*
Raute *(Ruta graveolens L.)*
Rettich *(Raphanus sativus L.)*
Ringelblume *(Calendula officinalis L.)*
Rose *(Rosa spec.)*
Rosmarin *(Rosmarinus officinalis L.)*
Safran *(Crocus sativus L.)*
Sauerampfer *(Rumex acetosa L.)*
Schafgarbe *(Achillea millefolium L.)*
Schöllkraut *(Chelidonium majus L.)*
Schwarze Nieswurz *(Helleborus niger L.)*
Schwarzkümmel *(Nigella sativa L.)*
Seifenkraut *(Saponaria officinalis L.)*
Sellerie *(Apium graveolens L.)*
Senf, schwarzer *(Brassica nigra L.)*
Spitzwegerich *(Plantago lanceolata L.)*
Tausendgüldenkraut *(Centaurium erythraea Rafn.)*
Veilchen *(Viola odorata L.)*
Wacholder *(Juniperus communis L.)*
Walnuss *(Juglans regia L.)*
Wegwarte *(Cichorium intybus L.)*
Weihrauch *(Boswellia sacra Flückiger)*
Ysop *(Hyssopus officinalis L.)*
Zimt *(Cinnamomum zeylanicum Bl.)*
Zwiebel *(Allium cepa L.)*
Zypresse *(Cupressus sempervirens L.)*

Bildnachweis

S. 43 Franz Binder, München
Die Pflanzenholzschnitte auf den Seiten 66, 70, 74, 75, 77, 78, 79, 81, 83, 85, 87, 90, 92, 93, 94, 95, 127 stammen aus dem *New Kreüterbuch* des Leonhart Fuchs, die der Seiten 73, 126 aus dem *Hortulus* des Walahfried Strabo. Für die Beratung bei der Auswahl der alten Postkarten (S. 15, 17, 25, 40, 99, 115, 155, 174, 181) danken wir Herrn Karl Stehle / Fa. Detlef Hilmer – Ansichtskarten, Philatelie, München.

Literatur

Abtei Maria Laach (Hg.): Benediktinisches Klosterleben – Geschichte und Gegenwart, Berlin 1929

Baader, Gerhard, und Keil, Gundolf (Hg.): Medizin im mittelalterlichen Abendland, Darmstadt 1982

Bingen, Hildegard von: Causae et curae. Ursachen und Behandlung der Krankheiten, Heidelberg 1982

Blome, Juerg: Transkription, Übersetzung und systematisch-botanische Bearbeitung der Kräuterbuch-Handschrift *Circa instans*, Würzburg 1981

Brandsch, Heinz: Capitulare de villis. Die Landgüterverordnung Kaiser Karls des Großen, Berlin 1990

Braun, Erwin (Hg.): Regimen Sanitatis Salernitanum. Gesundheitsregeln der Schule von Salerno, Basel 1981

Cube, von Johannes: Hortus sanitatis, Mainz 1491

Das Erbe der Klostermedizin. Symposion der Deutschen Gesellschaft für Geschichte der Pharmazie e.V. im Kloster Eberbach, Eltville am Rhein am 10.9.1977

Die Chronik der Medizin, Dortmund 1993

Duft, Johannes: Notker der Arzt. Klostermedizin und Mönchsarzt im frühmittelalterlichen St. Gallen, St. Gallen 1972

Duft, Johannes; Gössi, Anton und Vogler, Werner: Die Abtei St. Gallen, St. Gallen 1986

Eco, Umberto: Kunst und Schönheit im Mittelalter, München 1993

Engelhardt von, Dietrich; Henkelmann, Thomas und Krämer, Annette: Florenz und die Toskana – ein medizinhistorisches Reisebuch. Eine Reise in die Vergangenheit von Medizin, Kunst und Wissenschaft, Basel 1987

Fink, Humbert: Ich bin der Herr der Welt. Friedrich II., der Staufer – Eine Biographie, München 1986

Fintelmann, Volker (Hg.): Kompendium Phytopharmaka, Mainz 2001

Freyer, H.-P. Michael: Europäische Heilkräuterkunde. Ein Erfahrungsschatz aus Jahrtausenden, Würzburg 1998

Goltz, Gerlinde: Mittelalterliche Pharmazie und Medizin. Dargestellt an Geschichte und Inhalt des Antidotarium Nicolai, Stuttgart 1976

Hales, Mick: Klostergärten, München 2000

Harig, Georg, und Schneck, Peter: Geschichte der Medizin, Berlin 1990

Holste, Thomas, und Keil, Gundolf (Hg.): Der Theriakkrämer – Ein Beitrag zur Frühgeschichte der Arzneimittelwerbung, Pattensen/Hannover 1976

Jetter, Dieter: Grundzüge der Hospitalgeschichte, Darmstadt 1973

Keil, Gundolf (Hg.): Würzburger Fachprosa-Studien. Beiträge zur mittelalterlichen Medizin-, Pharmazie- und Standesgeschichte, Würzburg 1995

Lautenschläger, Gabriele: Hildegard von Bingen. Die theologische Grundlegung ihrer Ethik und Spiritualität, Stuttgart-Bad Cannstatt 1993

Müller, Irmgard: Die pflanzlichen Heilmittel bei Hildegard von Bingen, Salzburg 1982

Niedermann, Maximilian (Hg.): Marcelli – De Medicamentis Liber, Berlin 1968

Pfeiffer, Wolfgang M. (Hg.): Asiatische Medizin in Europa, Heidelberg 1984

Platte, Adelheid und Karlheinz: Das Lorscher Arzneibuch – Klostermedizin in der Karolingerzeit, Lorsch 1990

Reichle, Franz (Hg.): Das Wissen vom Heilen, Bern, Stuttgart, Wien 1997

Reier, Herbert: Leben, Krankheiten und Heilungen im Mittelalter (800–1400), Kiel 1987

Salzburger Äbtekonferenz (Hg.): Die Benediktusregel, Beuron 1996

Schipperges, Heinrich: Der Garten der Gesundheit, München und Zürich 1985

Schipperges, Heinrich: Die Kranken im Mittelalter, München 1993

Schipperges, Heinrich: Eine »Summa Medicinae« bei Avicenna. Zur Krankheitslehre und Heilkunde des Ibn Sina, Berlin/Heidelberg 1987

Schipperges, Heinrich (Hg.): Geschichte der Medizin in Schlaglichtern, Mannheim 1990

Schipperges, Heinrich: Hildegard von Bingen, München 1995

Schnabel, Rainer: Die Klöster Altbayerns als Stätten praktischer und wissenschaftlicher Pharmazie. Von den Anfängen bis zur Aufhebung der Klöster durch die Säkularisation (1802–1804), Ludwig - Maximilians - Universität München 1964

Sigerist, Henry E.: Studien und Texte zur frühmittelalterlichen Rezeptliteratur, Leipzig 1923

Stoffler, Hans-Dieter: Der Hortulus des Walahfrid Strabo. Aus dem Kräutergarten des Klosters Reichenau, Sigmaringen 2000

Strohmaier, Gotthard: Avicenna, München 1999

Urbel, de Justo Pérez: Isidor von Sevilla – Sein Leben, sein Werk und seine Zeit, Köln 1962

Vandewiele, L. J. (Hg.): Circa Instans van Platearius, Niederlande 1970

Wesener, Ioseph: Von der Pflege und Erhaltung der Gesundheit. Ein Lehrgedicht der Schule von Salerno, Paderborn 1806

Zimmermann, Gerd: Ordensleben und Lebensstandard. Beiträge zur Geschichte des alten Mönchtums und des Benediktinerordens, Münster 1973

Bezugsquellen

Gutes aus Klöstern – das sagt eigentlich schon alles: Neben Weinen, Likören, Konfitüren und anderen Kulinaria aus klösterlicher Herstellung findet sich auch Erlesenes zur Körperpflege sowie Tonika zur allgemeinen Stärkung der Gesundheit.

Manufactum
Hoof & Partner KG
Gutes aus Klöstern
Hiberniastr. 5
45729 Waltrop
Tel.: (023 09) 93 90 00 (für Bestellungen: 93 90 50)
Fax: (02309) 93 98 50
E-Mail: info@manufactum.de
www.manufactum.de

Nachfolgend eine Reihe von Klöstern und Abteien in Deutschland, Österreich, Italien und der Schweiz, die Produkte aus eigener Herstellung anbieten. Nicht nur Kulinarisches, sondern in vielen Fällen auch diverse Artikel zur Körper- und Gesundheitspflege, Literatur und Musik sowie Kunstgegenstände.

Klosterladen des Klosters Weingarten
Kirchplatz 3–4
88250 Weingarten
Tel.: (0751) 509 60
Fax.: (0751) 50 96 201
E-Mail: klosterladen@kloster-weingarten.de
www.kloster-weingarten.de

Klosterladen des Klosters Ettal
Benediktinerabtei Ettal
82488 Ettal
Tel.: (088 22) 744 30
Fax: (088 22) 744 32
E-Mail: klosterladen@kloster-ettal.de
www.kloster-ettal.de/shop/
Bier und Spirituosen können auch bestellt werden bei:
Ettaler Klosterbetriebe GmbH
Abteilung Brauerei und Destillerie
Kaiser-Ludwig-Platz 1

82488 Ettal
Tel.: (088 22) 74-450 oder -413
Fax: (088 22) 74-412
mail2fax: heimdienst@kloster-ettal.de
E-Mail: likoer@kloster-ettal.de, brauerei@kloster-ettal.de

Klosterladen der Abtei Münsterschwarzach
Schweinfurter Straße 40
97359 Münsterschwarzach
Tel.: (093 24) 20-0
Fax: (093 24) 20-211
www.abtei-muensterschwarzach.de

Klosterladen des Benediktinerinnenklosters Melchtal
6067 Melchtal OW / Schweiz
Tel. (0041/41) 669 11 40
Fax: (0041/41) 669 13 40
E-Mail: osb@kloster-melchtal.ch
www.kloster-melchtal.ch

Weinkellerei des Klosters Einsiedeln
Kellerei Kloster Einsiedeln
8840 Einsiedeln / Schweiz
Tel. (0041/55) 418 62 44
E-Mail: verkauf@klosterkellerei.ch
www.kloster-einsiedeln.ch

Augustinerchorherrenstift Kloster Neustift
Neben Weinen auch diverse Destillate und Kräutertees ...
Stiftskellerei Neustift
Stiftstraße 1
39100 Vahrn/Brixen/Italien
Tel. (0039/0472) 83 61 89
Fax: (0039/0472) 83 73 05
E-Mail: info@kloster-neustift.it
www.kloster-neustift.it

Augustinerchorherrenstift Kloster Neuburg
Stiftsweingut
Rathausplatz 24
3400 Klosterneuburg / Österreich
Tel. (0043/2243) 41 15 48
Fax: (0043/2243) 41 15 50
Klosterladen des Klosters Neuburg (Onlineshop): www.stift-kloster-neuburg.at
In Deutschland:
Vinothek Stift Kloster Neuburg
Brunngasse 1
94032 Passau
Tel. (0851) 357 32

Zahlreiche Infos und Adressen von Klöstern, Orden und Stiften Österreichs, bei denen man eigene Produkte aus Weinkeller, Destillerie und Gärtnerei beziehen kann, sind erhältlich über:
Klösterreich Geschäftsstelle
Prof.-Kaserer-Weg 333
c/o ITA, 3491 Straß / Österreich
Tel. (0043/27 35) 55 35-0
Fax: (0043/27 35) 55 35-14
E-Mail: info@kloesterreich.at
www.kloesterreich.at

Unter der Internetadresse www.benediktiner.de finden sich darüber hinaus Links und Adressen zu sämtlichen Benediktinerklöstern weltweit.